吃出强大免疫力

陈治锟 李珈贤 主编

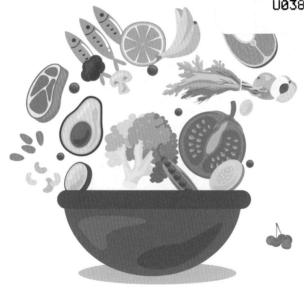

黑龙江科学技术出版社
HEILONGJIANG SCIENCE AND TECHNOLOGY PRESS

图书在版编目（CIP）数据

吃出强大免疫力 / 陈治锟，李珈贤主编 . —— 哈尔滨：
黑龙江科学技术出版社，2023.4
ISBN 978-7-5719-1877-4

Ⅰ . ①吃… Ⅱ . ①陈… ②李… Ⅲ . ①合理营养 - 基
本知识 Ⅳ . ① R151.4

中国国家版本馆 CIP 数据核字 (2023) 第 049473 号

吃出强大免疫力

CHI CHU QIANGDA MIANYILI

主　　编　陈治锟　李珈贤
编　　委　（排名不分先后）
　　　　　宋兵兵　邓红燕　胡珂宁　季美旭　贾海燕　李柏瑢
　　　　　廉海成　刘晓群　刘肖斌　吕林桦　潘奕辰　王不凡
　　　　　王　威　王昭彦　魏妮莎　吴彩霞　邢云卿　杨　可
　　　　　杨小琳　余　琪　张宏宇　张玲玲　张美丽　张洺嘉
美术设计　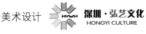
责任编辑　孙　雯
出　　版　黑龙江科学技术出版社
地　　址　哈尔滨市南岗区公安街 70-2 号
邮　　编　150007
电　　话　（0451）53642106
传　　真　（0451）53642143
网　　址　www.lkcbs.cn
发　　行　全国新华书店
印　　刷　哈尔滨市石桥印务有限公司
开　　本　710mm×1000mm　1 / 16
印　　张　13.75
字　　数　200 千字
版　　次　2023 年 4 月第 1 版
印　　次　2023 年 4 月第 1 次印刷
书　　号　ISBN 978-7-5719-1877-4
定　　价　45.00 元

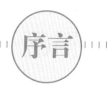

在日常生活中，我们经常会看到这样的现象：有的人三天两头小病不断，去医院是家常便饭，而有的人一年到头也没生过病，偶尔有点小病症，也很快就好了；同坐一间办公室，流感一来，有的人马上就会被传染，而有的人却安然无恙；在寒冷的冬季，有的人吃牛羊肉觉得暖肾暖胃、精神倍增，有的人吃了却出现口舌生疮、大便秘结、烦躁失眠等诸多不适；在盛夏，有的人喝完冷饮会觉得非常舒服，有的人喝完却会拉肚子……

其实，以上现象都是因为人们身体免疫力不同所造成的差异：免疫力高，抗病能力较强，不容易受外界影响而生病；免疫力低下，抗病能力较差，一有风吹草动就生病，一个不小心就成了"药罐子"。影响我们免疫力的因素有很多，如遗传、环境、饮食、营养、教育、运动、卫生保健、生活方式等。而这其中，饮食和营养是影响免疫力最重要的因素。

从事营养师多年，大大小小的健康讲座也经历过不少，现在很多人其实都意识到了营养的重要性。但还是有相当一部分人是营养不良的，这里的"营养不良"并不是说吃得少，相反，现代的很多人是吃得太多、太精，出现选择性的营养不均衡。营养不均衡必然导致身体免疫力下降，当疾病来袭时，我们的身体完全扛不住，直接就溃败了。

我们的免疫力是身体抵抗病毒的第一道防线，是人体强大的自愈力，是身体识别和排除"异己"、保持健康的能力，它能让我们远离各种疾病困扰，还能防止衰老。想要不生病、恢复快、抗衰老，免疫力说了算。因此，本书第一章详细介绍了免疫力和免疫系统、影响免疫力的因素、免疫力低下的危害以及提升免疫力的途径和方案，让你正确认识免疫力，从而提升免疫力。

食物是免疫系统与各种病原体展开持久战所需的动力源泉。日常最好进食种类齐全、数量充足和比例适当的混合食物，并且多摄入可提升免疫力的食物，以此为免疫系统提供充足的动力。本书第二章列举了35种提升免疫力的超级食物及相应食谱，让你在吃喝中有效提升免疫力。第三章列举了30天的营养食单，你可以从中选择自己喜欢的食谱，坚持30天及以上，养成良好的饮食习惯，为全家人带来美味与健康。

人的免疫力除了受先天因素和饮食的影响，生活起居习惯也是影响免疫力重要的后天因素之一。本来先天免疫力很好的人，长期在恶劣的环境下生存，免疫力也一定会发生改变；有的免疫力较差的人，生活在适宜的环境中，并经过多方面的调理，免疫力也会得到很大的提升。因此，第四章教你饮食有节、起居有常、适度运动，有效地提升免疫力，调理身体，提高抗病能力。

第五章针对免疫系统出问题造成的不适病症，提出相应的饮食注意事项、食疗方、生活保健和穴位疗法，助力你重新拥有健康体魄。

在这里需要提醒大家注意，按摩、艾灸等方法要遵循医嘱，在专业医师指导下进行。文中涉及的运动训练强度及次数仅为参考，实际运动计划需要根据患者具体伤病及体能情况，由专业人员评定后再制定。希望所有人都能拥有超强免疫力，收获健康好身体。

第1章 免疫力是身体抵抗病毒的第一道防线

第 2 章　35 种超级食物，吃出超级免疫力

第3章　30天营养师私房食单，吃出强大抗病力

第 4 章 良好的生活起居习惯，助力提升免疫力

第5章　免疫出问题造成的不适及应对方法

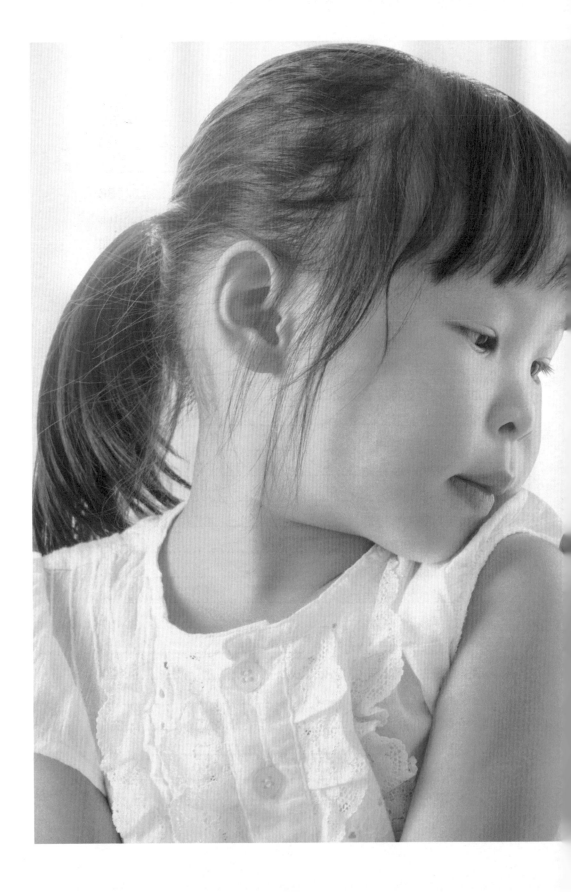

第1章
免疫力是身体抵抗病毒的第一道防线

免疫力是人体抵抗病毒的重要屏障，可以保护人体免受疾病和感染的侵害，而且就算人体被病毒感染，强大的免疫系统也是人体控制病情发展、有效恢复健康不可或缺的重要因素。因此，正确认识免疫力、提升免疫力十分有必要。

免疫力和免疫系统

认识免疫力

免疫力其实就是人体的抗病能力，是机体抵抗外来侵袭、维护体内环境稳定性的能力，在西医范畴内被称为"免疫力"，在中医学中则被称为"正气"。《黄帝内经》中提到"正气存内，邪不可干"，强调的就是人体处于健康状态时，任何细菌、病毒都无法侵袭人体。

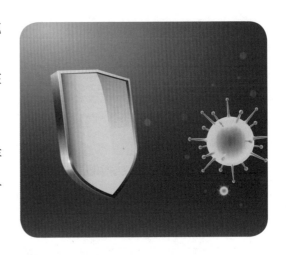

非特异性免疫	非特异性免疫又称先天性免疫、固有免疫，是人一生下来就具有的。非特异性免疫和特异性免疫都是人类在漫长进化过程中获得的一种遗传特性。
特异性免疫	特异性免疫又称获得性免疫、适应性免疫，是经后天感染（病愈或无症状的感染）或人工预防接种（菌苗、疫苗、类毒素、免疫球蛋白等）而使机体获得抵抗感染的能力，如接种乙肝疫苗预防乙肝，接种流感疫苗预防流感，等等。特异性免疫具有特异性，能抵抗同一种微生物的重复感染，不能遗传。

双刃剑

免疫力是一把双刃剑。当免疫力低下时，机体容易招致细菌、病毒感染，发生各种疾病；当免疫力超常时，机体对身体外部的物质反应过度，这就是通常所说的"过敏"，可引发过敏反应、自身免疫疾病等。

当免疫力低下时，我们应通过各种方法提高机体免疫力，防范细菌、病毒侵袭；当免疫力超常时，应积极治疗，使其维持在正常范围之内。

免疫系统

免疫力是保障我们身体健康的根本，人体抵御病菌的侵害全要依靠免疫系统来实现。也就是说，正是免疫系统为我们提供了免疫力。人体的免疫系统结构复杂，由很多"成员"组成，主要成员是免疫器官及其产生的免疫细胞。免疫系统最主要的免疫器官有骨髓、胸腺，还包括扁桃体、盲肠、淋巴结和脾。以前人们认为胸腺、扁桃体和盲肠是人体内可有可无的东西，手术时随意将它们切除，后来才发现，它们是人体内重要的免疫器官，是身体里的"近卫军"，不仅不能舍弃它们，还要加倍呵护它们。这些免疫器官的主要任务是制造和"培训"各种免疫细胞，而免疫细胞正是执行免疫系统各项防御功能的基本力量。

这些免疫器官和它们各自产生的免疫细胞的功能各有不同，具体可以分为体液免疫系统、细胞免疫系统、吞噬系统以及补体系统。各系统各有特点和分工，又密切协作、互相促进，形成遍布全身各处的防御系统，它们用各自的方式发挥免疫功能。

◆ 体液免疫系统

体液免疫系统的功能主要是由B淋巴细胞分泌的免疫球蛋白（Ig）来完成的。免疫球蛋白是血液中具有抗体活性的蛋白质，是免疫系统中的"导弹部队"，可以准确识别各种病毒、细菌，高效精准地打击入侵机体的病原微生物。身体中共有IgG、IgA、IgM、IgD及IgE这5类免疫球蛋白，其中以IgG

最为重要，约占免疫球蛋白总量的75%，具有识别大多数细菌及病毒颗粒并与之结合，进一步激活补体系统进行杀灭的作用，从而达到抑制病原体的繁殖、消灭感染的目的。

◆ 细胞免疫系统

细胞免疫系统主要由不同类型的T淋巴细胞（简称T细胞）构成。T细胞受到某种病毒或细菌刺激以后，就会增殖、分化、转化成为效应T细胞，也叫致敏T细胞。当这种病毒或细菌再次进入人体时，效应T细胞就会直接上阵杀死入侵者，或者通过释放淋巴因子消灭敌人，或者唤醒记忆B细胞，使之迅速激活、增殖并产生大量抗体，从而调动免疫系统进入战斗。

◆ 吞噬系统

吞噬系统是由吞噬细胞形成的。吞噬细胞分为大吞噬细胞和小吞噬细胞，它们层层把关，一起把入侵人体的病毒、细菌等吞噬掉。

在病原体刚刚穿透皮肤或黏膜到达机体组织的时候，早已从毛细血管中跑出来并在组织里来回巡视的吞噬细胞就会及时发现，把它们吞噬消灭掉，这是第一关，大多数病原体都过不了这一关。但假如它们没被杀死，在淋巴结里面的吞噬细胞就会不断涌出来，负责把它们消灭掉，这是第二关。假如

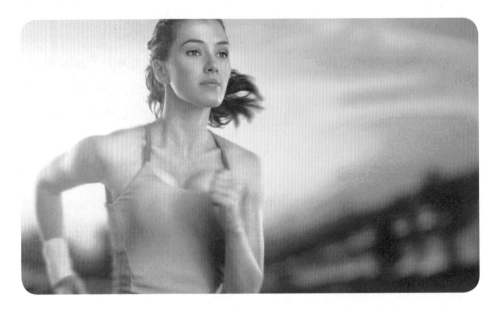

有些感染力特别强或者数量特别多的病原体连这一关也过了，那么它们就会侵入血液及其他脏器。不过，在血液、肝、脾或骨髓等处还有吞噬细胞，这是第三关，它们会继续对病原体穷追猛打。吞噬细胞往往是打响免疫系统战斗第一枪的部队，同时在吞噬细菌或病毒的过程中，会分析敌人的外观特征，并且把这些重要的特征信息迅速告诉细胞免疫系统，使得免疫系统能够知道这次入侵的是哪种敌人，以动员更有针对性的部队，组织更高效的防御战役。

◆ 补体系统

补体是一种不耐热的具有酶活性的蛋白质，在血液或体液内参与免疫效应。人体内的补体分子数量极少，但也是免疫系统重要的组成部分。以前人们认为它仅对机体免疫功能起着补充、加强的作用，所以将其称为"补体分子"。而现代免疫学认为补体的主要作用是"免疫溶菌"，如果说体液免疫系统是导弹的制导系统，那补体就是导弹的炸药和破坏放大器，是最终发挥杀伤作用的弹药。如果我们在新鲜免疫血清里加入相应的细菌，那么补体便可以把细菌溶解掉。

这四大系统通过多方面的综合作用形成了人体的免疫系统，在抵御病原体的过程中，它们责任分明，既可以独立作战，又需要紧密配合，从而使人体能适应复杂多变的外界环境，保障人体健康。

在正常情况下，人体的免疫系统会一致对外，奋勇杀敌，获取战争经验，以提升战斗力，昼夜不停地保护我们体内的和平。但有些时候，我们的免疫系统也会出现一些问题，甚至发生故障，于是我们的身体就出现了各种疾病。

免疫力三大功能

为什么流感来袭的时候，有人会感冒而有人不会？为什么感冒好了我们会说"有抗体了，最近不会再感冒了"？这都要从免疫力谈起。免疫力对我们来说非常重要，决定着身体健康与否，现在我们就来了解一下到底什么是免疫力。

简单来说，免疫力是身体识别和排除"异己"的能力，它是我们身体的免疫系统对抗侵入人体的病毒、细菌等病原体或癌细胞，保持机体健康的能力。

免疫力来自免疫系统，所以它的强弱可以反映人体免疫功能的强弱。由于免疫系统是我们自身的全科医生，负责全身的安全和清洁，抵抗入侵人体的病原体，负责全面检查身体各部位的健康状况，调度营养供给和废物排出，维持机体器官的正常运行，及时清除体内的毒素，确保体内纯净，所以我们的免疫力有三大功能：防御功能、免疫监视功能和自身稳定功能。

◆ 防御功能

由于我们的免疫系统是由免疫器官、免疫细胞和免疫活性物质组成的，而免疫器官是免疫细胞产生、分化成熟或集中分布的场所，免疫活性物质如抗体、淋巴因子、溶菌酶等则是由免疫细胞产生的。所以，免疫力就是上述免疫系统所有组成部分共同发挥作用的综合体现。

由于免疫力的防御功能是由免疫细胞及其产生的物质完成的，所以关于免疫系统是如何发挥防御功能的，具体可参考上一节我们所讲的细胞免疫系统的相关内容，在此不再赘述。

很多时候，对于免疫细胞所做的防御工作，我们都是浑然不知的，这是因为免疫细胞这支军队处于绝对优势。但是当你出现体温升高、全身酸痛、鼻涕眼泪一大把、痛苦不堪的状况时，就表明体内的免疫军队遇到了较为强大的敌人，正在调动全身各种力量和防御机制（例如发烧就是身体通过寒战使得体温升高到不适合细菌、病毒生长的温度，抑制其繁殖）；如果免疫部队战败，病毒、细菌等敌人就会乘虚而入，发生严重的败血症和感染性休克，危及生命。我们平时看到感染部位化脓的脓液就是免疫细胞与病毒、细菌战斗过程中两败俱伤留下的"尸体"。

◆ 免疫监视功能

一旦某种病毒进入过我们的身体一次，B细胞就会终生记住它，等它下次再来的时候，马上就会产生抗体，把它杀死。这也是得过水痘的人不会再得的原因，更是打疫苗能够预防部分疾病的重要原理。

可是，为什么我们会经常感冒呢？这是因为感冒病毒有无数类型，每次感冒时的病毒都是不一样的。还有一些病毒，比如流行性感冒病毒，它在传染的过程中，基因不断变异，等几年后人们再接触到的时候，它已经变得面目全非，我们的身体已经不认识它了，所以我们又会得第二次、第三次流行性感冒。

流感病毒粒子的结构

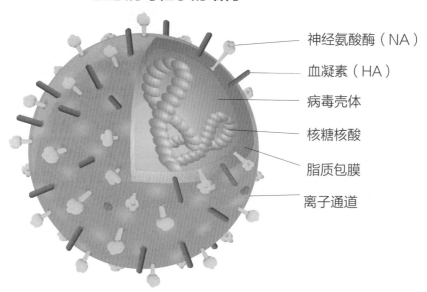

神经氨酸酶（NA）

血凝素（HA）

病毒壳体

核糖核酸

脂质包膜

离子通道

◆ 自身稳定功能

除了防御外来病毒、细菌之外，免疫细胞还要保护自身细胞的稳定。我们人体每天有万亿个细胞分裂和增殖，在分裂和增殖过程中总会有少量的细胞发生"叛变"（癌变），免疫系统负责清除这些癌变细胞。正常细胞繁殖几代后就会衰老死亡，而癌变细胞则会无休止地复制繁殖，并扩散到全身各处。如果机体没有能力及时辨认出癌变细胞，就会造成灾难的来临——肿瘤的生长和转移。

免疫系统还担负着身体新陈代谢的重要功能，可以清除身体代谢过程中产生的不健全细胞或老化的细胞。在有些情况下，免疫系统的自身识别系统可能发生混乱，换句话说，就是我们身体里面的国防部队分不清敌人和自己人，枪口掉转向自己人开枪。免疫系统不受控制地攻击身体各个系统，导致一类自身免疫病，典型的代表就是类风湿关节炎和系统性红斑狼疮。

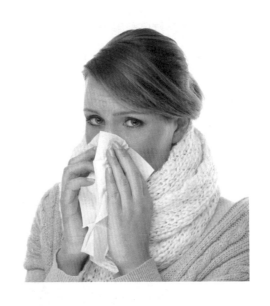

其实在日常生活中，我们每时每刻都在接触病毒或者细菌，很多情况下，我们体内的免疫细胞（如刚才讲的吞噬细胞、自然杀伤细胞、T细胞、B细胞）通力合作，在不知不觉中就把它们杀死了，我们并没有生病的症状。假如没有这个免疫系统，估计我们一天到晚都在不停地生病，生命也就难以维持了。

就拿常见的感冒来说，感冒都是由各种病毒引起的，到现在为止，我们还没有找到非常有效的能够杀死感冒病毒的药物。各种各样的感冒药大部分是用来缓解症状的，可以让你免受发烧、头痛、咳嗽等症状的困扰。还有一些药是抗生素，它们也不是用来杀死感冒病毒的，而是帮你对抗其他乘虚而入的致病细菌。

既然药物不能对付感冒病毒，那么感冒怎样才能好呢？这就要靠免疫系统了，当它产生的抗体足够把感冒病毒杀死时，我们就恢复健康了。至于多长时间能好，就得根据个人的免疫力和入侵病毒的强大程度而定了。

现在，我们已经对免疫力的功能有所了解了，它用自己的方式感觉、体验和记忆着这个世界，用让我们叹为观止的记忆力和执行力保护我们不受这个世界和自身的伤害。所以，想要健康，怎能不重视免疫力？

哪些因素在影响着人们的免疫力

来看看到底有哪些因素能够影响到我们的免疫力。

遗传

人体的免疫力首先跟遗传基因有一定的关系，遗传基因从先天上决定了每个个体的免疫系统状况。

年龄

免疫力随着年龄的增长而减弱，免疫系统的反应速度随着年龄的增长而减慢，出错概率也不断增多，这是无可奈何的自然规律。

饮食

我们的免疫系统总是在与人体内外部的致病因子打持久战，以阻止其对身体的危害。已被证实的致病因素有很多，如细菌、病毒、吸烟、酗酒、污染物质、紫外线、精神压力、不良饮食以及人体自身产生的变异细胞等。免疫系统在与它们斗争的过程中，每时每刻都在生产数以百万计的T细胞、B细胞、自然杀伤细胞和吞噬细胞。这场旷日持久、永不停歇的斗争是非常耗费能量的，免疫系统那源源不绝的活力与动力主要就是从食物中得来的。

食物中有多种营养素能刺激免疫系统，提升免疫力，比如蛋白质、维生素A、维生素B_1、维生素B_2、维生素B_3（烟酸）、维生素B_5（泛酸）、维生素B_6、维生素C、维生素E、叶酸、β-胡萝卜素、铁、锌、铜、硒等。如果缺乏这些成分，身体的免疫功能就会受到严重的影响。所以，我们一定要重视饮食。

精神心理压力

众所周知，压力对健康有重大影响，是因为它对免疫力、内分泌系统等都有重大影响。由于压力会使我们精神紧张、焦虑、忧郁，所以会减少自然杀伤细胞的数量与淋巴细胞的活跃度。因此，我们需要通过减压和管理压力的方法来加强免疫力。

睡眠

免疫系统是按照正常的昼夜规律运作的，如果没有充足的睡眠，其吞噬能力会减弱，细胞分裂会减少，自然杀伤细胞和淋巴细胞的数量及活动会受到抑制。所以，我们应养成良好的睡眠习惯，拒绝熬夜，使免疫系统得以休养生息。

对免疫力有影响的这五大因素中，遗传与年龄因素方面，我们无能为力，但是我们可以通过均衡饮食、定时减压及提高睡眠质量来提升免疫力。这三种方法，做起来容易，但坚持很难，而一旦我们坚持下来，将大大提升免疫力，提高我们的抗病力。

免疫力低下有哪些危害

在临床上有四个极端的免疫系统问题。

自身免疫疾病

常因免疫系统的辨识功能出现异常，导致自己攻击自己而产生自身免疫抗体，进一步造成体内伤害的产生，整体来说和免疫力的调控异常有关。

- 复发性口腔炎
- 类风湿性关节炎
- 系统性红斑狼疮

免疫力不全

免疫力不全又可分为先天免疫疾病和后天免疫疾病两类。其中先天性免疫疾病主要分为5类，这些先天免疫细胞的缺损，因在婴幼儿时期发病而被诊断出来。至于后天免疫力不全，最广为人知的即为艾滋病，艾滋病的病毒攻击T淋巴细胞，导致T淋巴细胞的功能受阻碍、体内免疫功能下降；另外，部分癌症病人进行化疗的副作用也会导致免疫系统受到压抑。

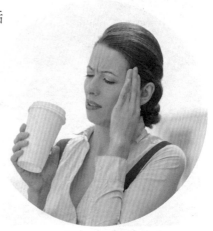

先天（缺陷性）免疫疾病	后天（获得性）免疫疾病
·B 淋巴细胞缺陷	·艾滋病
·T 淋巴细胞缺陷	
·合并 B 与 T 淋巴细胞缺陷	
·补体蛋白缺损	
·吞噬细胞缺损功能	

癌症

引发癌症的确切原因尚未明朗，但西医学认为这与免疫的调控能力出现异常有关，中医学认为癌症的产生可能与机体阴阳失衡有关。

过敏

现今有过敏问题的小朋友与大人都不在少数，无预警的突然发作也容易给日常生活造成困扰。饮食喂养不合理导致脾土长期受损、遗传因素、情志受伤等都是过敏性疾病高发的原因。

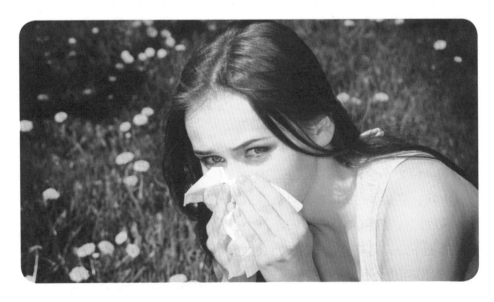

测一测：您的免疫力达标吗

我们整天忙东忙西，似乎总是有太多事情要做，甚至连体检都顾不上去，更别提关注免疫力了。免疫力如此重要，就让我们一起来做个简单的小测试，了解一下自身的免疫力水平吧。

症状	是	否
1. 你经常参加体育运动吗？		
2. 你从不为琐碎小事而心绪不佳，哪怕只有一点点时间也能用于休息吗？		
3. 你的食谱里包含大量的蔬菜和水果，你在一年四季都会注意补充维生素吗？		
4. 你是个善于交际、有许多朋友的人吗？		
5. 你对恋爱状况很满意，感觉家庭生活很幸福吗？		
6. 你喜欢呼吸新鲜空气，经常散步吗？		
7. 你有适量饮酒的习惯吗？		
8. 你很注意自己的体形吗？		
9. 你每天喝足够多的水吗？		
10. 一到冬天，你就会手脚长冻疮吗？		
11. 你一年至少感冒 4 次吗？		
12. 你身体有点问题就得吃药吗？		
13. 你吸烟吗？		

症状	是	否
14. 你居住在生活、工作压力大、环境差的城市里吗？		
15. 你经常使用公共交通工具吗？		
16. 你在一个大集体里工作吗？		
17. 你的工作很紧张，家务活也很繁重吗？		
18. 你夏天很怕热、冬天很怕冷，必须在有空调的房间待着吗？		

测试分析

如果1~9题的回答是"是"，每题得1分；如果10~18的回答是"否"，每题也得1分。

1~6分： 可以说，你的免疫力很差，因此你经常得病。你需要免疫学专家的帮助，否则无法增强免疫力。

7~12分： 你的免疫系统有些问题，应尽快改变生活方式和饮食习惯，多呼吸新鲜空气，多吃维生素含量丰富的食物，对提升免疫力十分有益。

13~18分： 你的免疫力很强，疾病会绕着你走，即使有点不舒服，也很容易恢复。

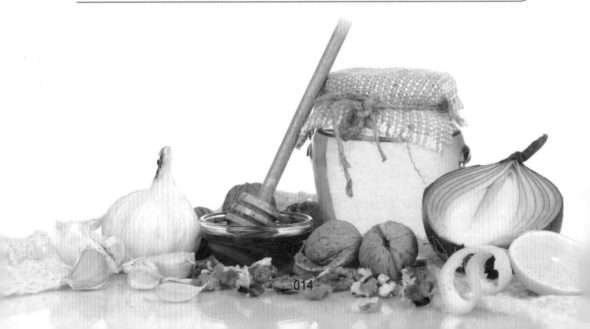

提升免疫力的三种主要途径

自然免疫

自我们出生那天起，就有天生的、自然的免疫力，这就是自然免疫。自然免疫构成了宝宝抵御疾病的第一道防线，对宝宝的身体进行全面保护。

主动免疫

主动免疫是随着人的成长逐渐获得的，是我们的身体在跟疾病的"遭遇战"中产生的，是在不断地暴露于疾病中或通过疫苗接种而发展起来的。我们在逐渐成长的过程中，会接触各种细菌、病菌，会生病，还要接种疫苗，我们的身体会接触到外来抗原，体内就会产生对抗这种抗原的特殊抗体，这就是主动免疫。当我们再次受到这种细菌、病菌等异物的侵犯时，抗体会联合其他免疫细胞和它们展开搏斗，来保护我们不生病。这种主动获得的免疫力可以持续很长时间，长久地保护我们。

被动免疫

相对来说，被动免疫是比较"偷懒"的。被动免疫是直接通过外部给予抗体等免疫成分，并送到我们体内，从而获得的暂时性保护作用，如同身体从其他地方借来的免疫力。我们刚出生时，体内有从母体带来的抗体，所以不容易生病。我们吃母乳时，也会从母乳中获得大量的血清免疫球蛋白，从而得到对抗疾病的免疫力，这能对少数疾病产生快速、短暂的预防作用。不过，被动免疫在我们体内待的时间并不长，相对不如前两者能持久呵护我们。

特殊人群的免疫力提升方案

新生儿的免疫力提升方案

当宝宝还在妈妈肚子里时，就通过脐带从母体接受了一些抗体，这样宝宝就获得了一层天生的保护屏障，新生的宝宝可以凭借它抵抗一些疾病。但是这些抗体只能够为宝宝筑起第一道防护体系，此时宝宝体内的白细胞功能还不健全，在宝宝体内也只能维持很短的一段时间，因此新生儿期是抵抗力很差的一段时期，父母应该想尽办法让宝宝的免疫系统快快发育起来。以下是帮助新生儿提升免疫力的具体方案。

◆ 尽量以母乳喂养

母乳营养丰富，含有机体需要的各种营养物质，尤其是充足的优质蛋白质，有利于新生儿的智力发育。

母乳中含有多种球蛋白抗体，可增强新生儿的免疫力，是牛奶、羊奶和其他人工代用品所无法比拟的。美国医学会婴幼儿健康专家称，坚持母乳喂养6个月以上的宝宝，儿童期得癌症的情况也相对少得多。因此，母乳喂养是新生儿提升免疫力的最好方法。有条件母乳喂养的妈妈，应在宝宝出生后至宝宝6个月大时坚持只给宝宝喂食母乳。即使给宝宝喂食辅食，也要继续母乳喂养，直到宝宝断奶。母乳不足的妈妈，也要尽量坚持母乳喂养4个月。对宝宝来说，只要能吃到母乳就好。

获得性免疫力产生的具体免疫物质有很多种，其中最重要的是抗体。人感染甲型肝炎病毒后，不论曾否生病，均可以产生抵抗甲型肝炎病毒的抗体，保护人体免受该病毒再感染。抗体主要存在于血液中，也存在于唾液、泪液以及哺乳妇女的乳汁等分泌液中。由于一般成人在生活过程中总会受到少量病原微生物的刺激，虽然感染了不一定生病，但血液和分泌液中有了抗体，尤其在产妇刚生下新生儿的头几天里，产生的乳汁为初乳，其中含有的抗体最为丰富，新生儿或婴幼儿在吸乳时可将母亲乳汁中的抗体一并吸取，同样也就得到了对那些病原微生物的免疫力，可防止感染。所以从免疫学的角度看，母乳喂养大大优于人工喂养，尤其是产后几天的初乳，应提供给新生儿吸取。

◆ 充足的睡眠让宝宝的免疫系统"养足精神"

新生儿每天应保证20小时左右的睡眠时间。充足的睡眠能使新生儿的身体通过休息恢复活力，从而减轻免疫系统的负担。

◆ 接种疫苗，免疫力才有保障

接种疫苗能够刺激新生儿的身体产生抗体，保护新生儿免于感染某些危险的传染病，或降低患感染性疾病的可能性。因此，新手父母一定要遵照儿童免疫程序表的时间，定时给宝宝接种疫苗，这比多穿衣、多盖被重要得多。

◆ 运用色彩刺激宝宝的免疫系统

新生儿比较喜欢暖艳、明快的色彩，这会让宝宝的心情愉快，从而促进大脑和免疫系统的发育。

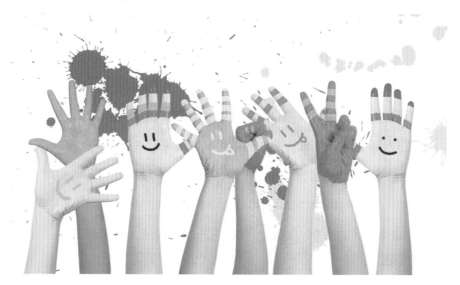

断奶期孩子的免疫力提升方案

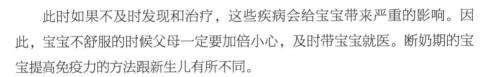

断奶期也是宝宝免疫力较弱的一段时期。6个月后的宝宝，来自母体的免疫力基本消耗殆尽，免疫系统尚不健全，宝宝自身产生的免疫球蛋白很少，如果再缺乏母乳做后盾，宝宝的免疫优势可以说是非常薄弱。因此，断奶期的宝宝对外界不良刺激的抵御能力比较弱，特别容易患水痘、痱疹、皮疹等传染性疾病。

此时如果不及时发现和治疗，这些疾病会给宝宝带来严重的影响。因此，宝宝不舒服的时候父母一定要加倍小心，及时带宝宝就医。断奶期的宝宝提高免疫力的方法跟新生儿有所不同。

◆ 补充营养

宝宝6个月以后，母乳中的营养已不能满足宝宝生长发育所需，父母要及时、科学地给宝宝添加辅食和配方奶粉。从辅食中获得免疫力，对宝宝来说很必要，它会使宝宝的免疫系统更完善。

当开始给宝宝添加辅食时，可以参考下面这些食物：

- 富含维生素 A 的食物：如红薯、胡萝卜、杏等。
- 富含维生素 C 的食物：如猕猴桃、哈密瓜等水果。
- 富含维生素 E 的食物：如菠菜等绿色蔬菜。
- 五谷杂粮：如燕麦、大麦、玉米、小米等，都含有丰富的矿物质。

注意辅食添加的顺序和原则、食物的选择和做法，在营养上要做好母乳与辅食的衔接。

◆ 多晒太阳

除了恶劣天气外，尽量每天带宝宝出门走走。每天半小时的身体活动和日光浴，可以很好地起到增强体质的作用。日光中含有远红外线，可使人全身血管扩张来温暖身体，进而增强抵抗力；日光可以促使皮肤制造维生素D，帮助钙、磷吸收，使骨骼长得结实，可预防和治疗佝偻病。

初入园孩子的免疫力提升方案

随着年龄的增长，宝宝自身的免疫系统逐渐发育成熟，免疫力也逐渐提高。3岁以后的宝宝，自身免疫力会有明显的提高。但刚入幼儿园的宝宝，由于生活环境发生了较大的改变，接触的人群也相应增多，将会接触到更多、更广泛的病菌，而宝宝自身缺乏相应的免疫机制，此时的宝宝也容易生病。提升初入园宝宝的免疫力要做到以下几点。

选择健康的食品。宝宝需要摄取维生素和矿物质来构建强壮的免疫系统，而一些营养物质必须从食物中摄取。健康食品包括富含维生素A的食物、富含维生素C的食物、能够提供维生素E的食物等，还有所有的谷物，如燕麦、大麦，都含有各种各样的矿物质。

少吃含糖食物。糖会降低白细胞的活力，进而削弱宝宝身体对细菌的反应能力。

定期锻炼。定期做运动有助于宝宝循环系统的运转，而且能帮助他们

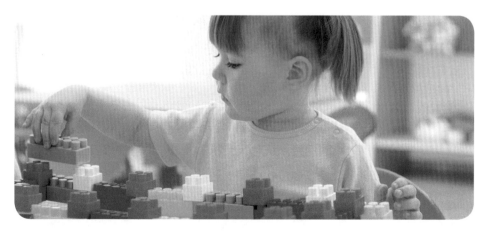

消化，改善胃口。一旦宝宝爱动了，要确保他们每天至少用半小时做一些运动。运动的强度不必很大，简单地滚爬就可以。

多和其他宝宝接触。通过接触其他宝宝，可以刺激宝宝的免疫反应，增强宝宝的抵抗力，从而降低对过敏原起反应而引发气喘的概率。2000年，《新英格兰医学期刊》发表文章指出，13岁以下的宝宝如果幼小时即和较年长的孩子或托育机构里的小朋友相处，日后患气喘的概率会减少50%。

天凉慢添衣。耐寒锻炼是提高宝宝对寒冷反应灵敏度的有效方法。未经寒冷锻炼的宝宝，更容易感冒。一般来说，宝宝比大人多穿一件单衣就可以了。

减少压力。研究显示，宝宝承受的压力越大，越容易感冒。父母应多指导宝宝学习放松的技巧，多参与集体活动，别让压力压垮宝宝的免疫力。

孕妇免疫力提升方案

怀孕时期是女人人生中一个需要被特别对待、格外关注的时间段。在此期间，孕妇的身体不可以有任何差池，才能孕育一个健康强壮的宝宝。如果在怀孕期间生病，那么宝宝在妈妈的肚子里肯定也会不好受的。特别是当准妈妈生病时，吃药打针会对肚子里的宝宝有不小的影响。

所以，准妈妈的免疫力尤其重要，它能帮助我们在十月怀胎期间尽量不生病。

保持轻松愉悦的心情

怀孕期间，我们的身体会出现很大的生理变化，包括身材走样、动作笨拙、记忆力下降等。面对这些情况，很多准妈妈会表现得比较烦躁，甚至会有抱怨；还有一些准妈妈有过多的担心，对怀孕这件事过于紧张；一些准妈妈还会出现产前焦虑症……

上面的这些负面情绪和巨大的心理压力都会使准妈妈的免疫系统功能受损，严重削弱准妈妈的免疫力。所以我们要放松心情，轻松愉快的心情才有利于准妈妈免疫力的提升，有利于胎儿的健康。

**做好自我
保护工作**

准妈妈要认识到自己处于特殊时期，应加强自我保护意识。这就意味着，我们在怀孕之前就要做好准备。比如，冬天是流感多发季节，如果计划在冬末春初怀孕，就可以提前注射流感疫苗，注射疫苗2~3个月后再受孕。

怀孕之后，准妈妈到医院或者其他公共场所、人员密集的地方时，要戴口罩；饭前便后、外出归来以及打喷嚏、咳嗽和清洁鼻子后，都要立即用流水和肥皂洗手，这样才不至于给免疫系统增加太多负担。

均衡饮食

相信所有的准妈妈都知道要补充足够的营养，但是需要强调的是准妈妈的营养要均衡合理，特别是具有免疫调节功能的蛋白质、维生素和一些微量元素一定不能缺乏。

蛋白质是准妈妈免疫系统防御功能的物质基础，缺乏蛋白质就会影响免疫细胞和抗体的形成，导致机体抗病能力减退，让疾病有机可乘。

维生素A、维生素B_2、维生素B_5、维生素C、维生素E、叶酸和牛磺酸都是准妈妈维持正常生理功能所必需的营养素，它们的缺乏也会导致免疫力的降低。

铜、铁、锌等微量元素与免疫功能也是密不可分的，准妈妈如果缺乏这些元素，就会使免疫功能受到抑制，疾病发生率也会随之升高。

另外，我们还要补充足够的水分，多吃蔬菜和水果。多喝水可以加快身体循环，有助于将病毒排出体外。

按时休息，提高睡眠质量

良好的身体状态与充足的睡眠息息相关，睡眠不足就会导致体内的T细胞和吞噬细胞数量减少，患病的概率就会增加。

准妈妈最好在晚上11点前睡觉，睡到第二天自然醒就可以，只要精神舒爽就说明睡饱了。睡眠不好的准妈妈可以在睡前喝一杯热牛奶，睡前避免情绪过度兴奋，让卧室保持合适的温度、湿度和光线，睡前用热水泡泡脚等，这些都有助于提高睡眠质量。

科学、合理地运动

很多人都认为准妈妈运动对胎儿不利，这是不对的。运动胜过所有的药物，是人体提升免疫力非常有效的方式。当机体处于运动状态时，免疫细胞分泌干扰素的量比平时增加1倍以上。

虽然隆起的腹部使得准妈妈无法剧烈活动，但是我们还是可以选择散步、准妈妈操等比较柔和的运动种类。准妈妈每天坚持运动一小会儿，持续下去，不仅会使免疫细胞数量增加、免疫力增强，还有利于顺利分娩。

老年人免疫力提升方案

衰老是自然规律，是生命由盛而衰的一个长期过程。从免疫学角度看，细胞免疫功能会随年龄增长而降低。当免疫功能生理性衰退发展到一定程度，机体就会出现病理性衰老，即老年人易为病原菌所感染，并易患肿瘤。研究表明，人体胸腺可通过分泌胸腺素产生免疫细胞（T淋巴细胞），并促进其增殖、分化和成熟。随着年龄增长，胸腺急剧萎缩，致使胸腺素活性极度降低。人到60岁左右，在血中已检测不到胸腺素的活性，而致免疫细胞日趋减少，人体免疫力下降。

从中医角度看，人体衰老与肾气虚衰密切相关。肾藏元气，为先天之本、五脏之根、生命之门。肾气充，元气盛，正气就强，机体免疫功能发挥正常；肾气衰，元气弱，正气虚，进而五脏虚衰，表现为各项生理功能退化，机体免疫功能低下，外邪侵犯易致感染，而内邪壅盛则易致肿瘤。

这一过程虽不可逆转，但可以控制延缓。在饮食上，多用补益正气、培元补肾的材料，如灵芝、人参、党参、黄芪、白术、枸杞、大枣、银耳、芝麻、核桃等，均有良好的延缓衰老、增强免疫力的作用，适合老年人调养。

除了补益虚弱的药食外，还有一些食材具有抗变异、抗病毒、解毒作用，如大蒜、白萝卜、胡萝卜、洋葱、西蓝花、茄子等，常食对预防肿瘤也十分有益。

老年人还要特别重视养肺。补肺气，养津液，可令肺气充足，呼吸道黏膜濡润，免疫力提高，呼吸通畅，避免感染。在日常生活中，尽量减少吸烟、接触不良环境以及气怒悲郁等情绪，加上合理食疗，是最好的养肺法。

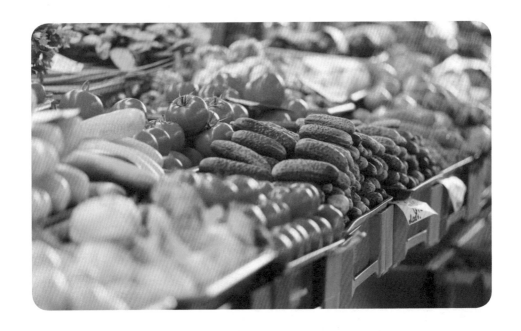

这些提升免疫力的误区要避免

人体免疫力越强越好

人体免疫力过低、过高都对人体不利，只有维持适度免疫力才对人体最为有利。众所周知，免疫力低下易患各种疾病，尤其是婴幼儿，因其免疫系统发育尚未完善，对各种病原微生物抵抗力低，所以易患呼吸道、消化道各种感染性疾病。老年人由于免疫系统逐渐衰退、免疫功能下降，易患各种疾病，且患病后恢复缓慢。

正常成年人的免疫功能代表人体正常免疫功能，具有适度免疫力且处在免疫稳定的动态平衡之中。对外来的细菌、病毒等病原微生物，量少时可以消灭，防止感染，量大时，感染后亦易于恢复；对体内的衰老死亡细胞及其他有害或无用之物，能予以清除，以免自身免疫病的发生；对体内的少量突变细胞能大量增殖。但也有少数人却因免疫调节失衡而免疫反应过强，对身体危害极大，例如个别青壮年患了肝炎后，由于其免疫反应过强，杀死大量肝细胞中的肝炎病毒，在病毒被杀死的同时，大量健康肝细胞亦因此而遭殃，造成急性重症肝炎，后果严重。

免疫力对身体抗病的重要性已家喻户晓，遍布市场的各种保健品无一不标出"本品能提高免疫力"的词句，以表示该保健品的上乘质量而吸引消费者购买。婴幼儿及老年人适当进补保健品是合理的，但对于正常成年人实无必要，因为人体内有一个非常精细的免疫调节网络，随时都在调节免疫力，使之处于最佳状态。如进食"增强免疫力"的补品，一般也不会提高免疫力，但若过量，则会使免疫调节紊乱，反而不利于健康。

免疫力就是抵抗力

所谓"抵抗力"指的是在中枢神经系统的控制下，人体的各个系统分工合作、密切配合，保证了人体生命活动的正常进行。其中，免疫系统是一个非常重要的组成部分。免疫系统的主要功能是防御外界病原微生物的侵入，从而防止各种疾病。实际上，人体的这种防御能力就是抵抗力。

而免疫力是一种防御机制，它能识别和消灭外来异物，可以将自身坏的细胞进行处理，是人体最重要的一种生理反应。如果出现免疫力低下，就容易导致一些异常疾病的发生，比方说容易导致经常性的感冒、发热。

免疫力是影响抵抗力的最主要因素，如果出现抵抗力低下，一方面考虑和免疫力受损有一定的关系，但同时也考虑和饮食、环境等都有一定的关系，所以免疫力和抵抗力并不完全是一回事。

现代免疫学认为，免疫是人体识别和排除"异己"的生理反应。人体内执行这一功能的是免疫系统，有多种方法可以增强免疫力，例如饮食调理，多食用有益食品，特别是小孩，需多注意免疫力的增强。

女性免疫力比男性低

在许多人的印象中，女性的免疫力比男性低，其实并非如此。相反，科学家研究发现，免疫系统与染色体关系极为密切，由于女性有两个X染色体，携带更多的控制免疫功能的基因，因此女性的免疫力通常比男性强。而且与男性相比，女性有更复杂的免疫系统，女性体内免疫球蛋白的含量比男性高。

每天做高强度运动就能提升免疫力

运动使人年轻，运动使人快乐，运动可以增强身体素质，提升免疫力。这是没错的，因此有些人会误认为：那就多多运动、每天做高强度的运动来提升免疫力。这就错了，通过运动来增强身体素质的前提是"合适的运动"。若是不顾及自身身体条件而去盲目地长期做高强度运动，这样会让身体长期处于"过度疲劳状态"，不仅提升不了身体免疫力，反而还会让身体的"免疫活性成分"消耗过多而导致免疫力水平降低。

想要通过运动提升免疫力，方法要正确，运动项目要合适，而且运动强度、运动时长也都要合适。每周至少5天中等强度身体活动，累计150分钟以上；主动身体活动最好每天6000步，至于具体的运动项目，可以根据自己的喜好选择，比如散步、跑步、骑自行车、游泳、爬山、做瑜伽等都可以。

成年人免疫系统发育完备，不会变化了

关于发育和免疫力的关系是这样的：免疫系统随机体的生长而发展，在机体发育成熟后，免疫系统各功能也发展完备；随着个体的衰老，免疫系统功能也会逐渐减弱。另外，如果一个人的免疫系统功能低下或紊乱，也会加速机体衰老，使生命质量及寿命受到严重影响。因此，免疫系统是会发生变化的，而且还会影响到人体的健康和生命质量。就算成年后，免疫系统发育完备，但提升免疫力的工作仍然需要继续。可以从这几个方面着手：

 保持食物种类多样、饮食适量、每天足量饮水、吃新鲜卫生的食物等。

 要保证每天7~9小时的睡眠时长，避免熬夜；还要合理运动，保持心情愉快、积极乐观的状态，减少焦虑。

 比如额外补充矿物质、维生素等，来补充饮食摄入不足的部分。

缺失一些维生素并不会影响免疫力

很多人觉得维生素是很普通的营养素，也并不是最重要的营养，就算缺失一些也不会有很大关系，不会影响免疫力。其实并非如此，对人体健康来说，每一种营养都很重要，缺少哪一种都会出现问题。就比如维生素，不足及缺乏都会影响到免疫系统。维生素A、维生素C、维生素D、维生素E和B族维生素及其他微量营养素具有十分重要的作用，摄入不足或缺乏时会影响人体免疫系统，人体应对疾病和感染的抵抗力也会随之下降。

维生素分为水溶性和脂溶性两大类，而维生素之间会相互影响，有一个类似"木桶原理"的协同作用。若是平时不注意营养均衡，会导致多种营养素都缺乏，而身体的"免疫力水平"是由最低的维生素营养水平决定的。所以建议大家不仅要重视维生素的补充，而且还要全面补充、足量补充，这样才更利于免疫力的提升。另外，有调研数据显示，大部分人通过日常饮食很难摄入充足全面的维生素，必要时可以选择复合维生素补充剂来增加摄入量。

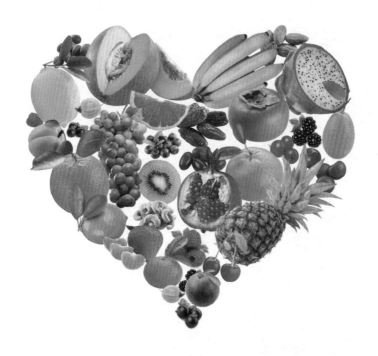

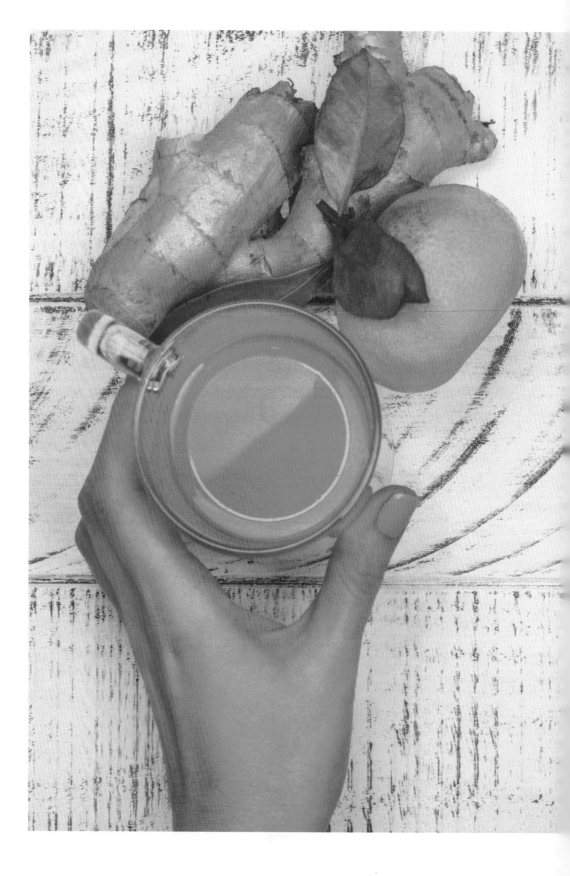

第2章
35 种超级食物，吃出超级免疫力

食物能为人体提供多种身体所必需的营养素，是免疫系统与各种病原体作持久战所需的动力源泉。不过，任何一种天然食物都不能提供人体所需的全部营养素，我们只吃特定的食物很容易营养不良，从而导致免疫力低下，所以，均衡饮食是必要且必需的。日常多摄入可提升免疫力的食物，最好进食种类齐全、数量充足和比例适当的混合食物，吃出超级免疫力是很容易做到的。

糙米

——提高人体免疫功能

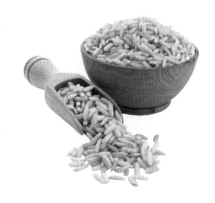

热量：348 千卡 /100 克

每日适用量：约 50 克

营养功效

糙米含有蛋白质、脂肪、碳水化合物、B族维生素、维生素E、钙、磷、钾、镁、铁、锌等营养成分。糙米中米糠和胚芽部分的B族维生素和维生素E，能提高人体免疫功能，促进血液循环，使人充满活力。此外，糙米中的膳食纤维还能与胆汁中的胆固醇结合，促进胆固醇的排出，进而帮助高脂血症患者降低血脂。

糙米预防心血管疾病、贫血症、便秘、肠癌等病症的效果显著，而且对糖尿病、肥胖症有很好的食疗作用。糙米对糖尿病患者和肥胖者特别有益，因为其中的碳水化合物被粗纤维组织所包裹，人体消化吸收的速度较慢，因而能很好地控制血糖。

食用注意

好的糙米色泽晶莹，颗粒均匀，无黄粒，有一股米的清香，无霉烂味，用手插入米袋摸一下，手上无油腻、米粉，用手碾一下，米粒不碎。放在干燥、密封效果好的容器内，置于阴凉处保存即可。另外可以在盛有糙米的容器内放几瓣大蒜，可防止糙米因久存而生虫。

这样搭配，吃出免疫力

糙米 + 南瓜	南瓜润肠通便、预防便秘；糙米可促进肠蠕动，加快排出废物，减少有害物质对人体的刺激。
糙米 + 西蓝花	西蓝花中的维生素 C 与糙米中的维生素 E 结合，可护肤、防衰老、抗癌。

糙米荞麦饭

材料：

水发荞麦150克，水发糙米120克

做法：

1.砂锅中注入适量清水，倒入备好的荞麦、糙米。

2.盖上盖，用大火煮开后转小火煮1小时至食材熟透。

3.关火后盛出煮好的稀饭，装入碗中即可。

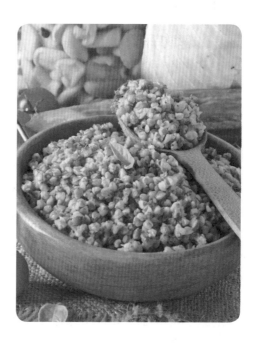

芹菜糙米粥

材料：

水发糙米100克，芹菜30克，葱花少许，盐适量

做法：

1.洗净的芹菜切碎，待用。

2.砂锅中注入适量的清水烧热，倒入泡发好的糙米拌匀，盖上锅盖，大火煮开后转小火煮45分钟至米粒熟软。

3.掀开锅盖，倒入芹菜碎、盐，搅拌匀，将煮好的粥盛出装入碗中，撒上葱花即可。

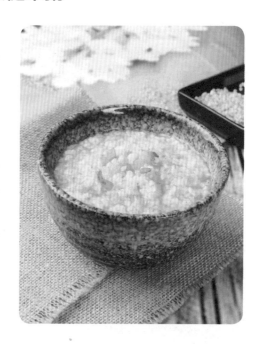

玉米

——健脾开胃、促进排毒

热量：106 千卡 /100 克

每日适用量：1~2 个

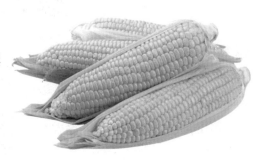

营养功效

玉米含有蛋白质、脂肪、碳水化合物、胡萝卜素、B族维生素、维生素E及钙、铁、铜、锌等多种矿物质。玉米有开胃益智、宁心活血、调理中气等功效，还能降低血脂，可延缓人体衰老、预防脑功能退化、增强记忆力。

玉米中含有一种特殊的抗癌物质——谷胱甘肽，它进入人体内可与多种致癌物质结合，使其失去致癌性，对预防心脏病、癌症等疾病有很大的作用。

食用注意

玉米的蛋白质中赖氨酸、色氨酸含量很低，应和其他粮豆类搭配互补，不可作为主食长期、单一地食用。

选购玉米以整齐、饱满、无缝隙、色泽金黄、表面光亮者为佳。保存玉米需将外皮及毛须去除，洗净后擦干，用保鲜膜包起来，放入冰箱中冷藏。

这样搭配，吃出免疫力

搭配		功效
玉米＋瘦肉		玉米调中理气，瘦肉补血润燥，二者搭配食用，有润肠通便、补气造血的效果。
玉米＋枸杞		二者搭配，有滋补肝肾的效果，适合肾虚、气虚者食用。

胡萝卜青豆炒玉米

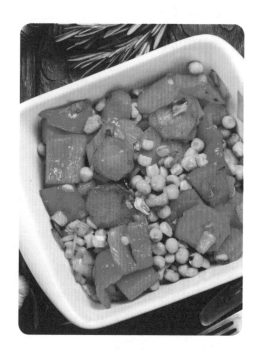

🍲 **材料**：

胡萝卜150克，玉米粒120克，红椒50克，青豆60克，盐、鸡粉、料酒、食用油各适量

🍜 **做法**：

1.洗净去皮的胡萝卜切片；红椒去籽切块。

2.用油起锅，放入红椒爆香，倒入胡萝卜、玉米粒、青豆，快速炒匀，淋入料酒，炒匀提味，翻炒至食材八成熟。

3.加入盐、鸡粉，炒匀调味，用中火翻炒至食材熟透即可。

玉米汁

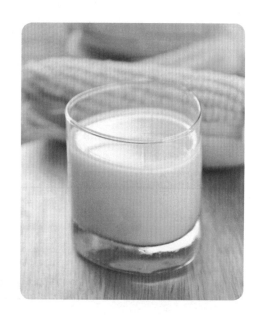

🍲 **材料**：

蜂蜜20克，玉米粒200克

🍜 **做法**：

1.将玉米粒用清水淘洗干净，然后将其倒入榨汁机，加入少许纯净水榨汁，搅打30秒后倒入杯中。

2.将蜂蜜加入杯中，拌匀即可。

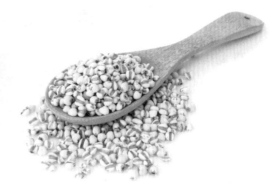

薏米
——健脾除湿、利水消肿

热量：357 千卡 /100 克

每日适用量：75 克左右为宜

营养功效

薏米不仅是老幼皆宜的保健食品，而且由于含热量较高，有促进新陈代谢和减少胃肠负担的作用，又可作为病中或病后体弱患者的补益食品。此外，薏米还能增强肾功能，并有利尿作用，因此对水肿病人也有疗效。将去掉果壳的薏米炒香即可当茶，经常饮用，有益于滋养身体和美容。

中医认为，薏米具有健脾除湿的功效，经常服用对脾胃虚弱、风湿性关节炎、水肿、皮肤扁平疣等症有治疗作用。健康人常吃薏米，能增强食欲、防病强身。

食用注意

一般人都可以食用薏米，尤其适合体弱、消化功能不良的人。便秘、滑精、小便多者及怀孕早期的女性慎食。

用薏米煮粥或汤时不宜煮得太软烂，因为其中的淀粉充分糊化后更容易被人体消化吸收，会使餐后血糖急剧升高，不利于保持血糖的稳定。

这样搭配，吃出免疫力

搭配		功效
薏米 + 板栗		薏米可健脾利湿，板栗可养胃健脾，二者搭配有很好的补益脾胃的作用。
薏米 + 红豆		二者搭配，尤其煮粥食用，可有效祛湿痹、利肠胃、消水肿、治湿邪。

薏米大麦南瓜饭

材料：

水发薏米、水发大麦各100克，南瓜150克，山药60克

做法：

1.南瓜、山药去皮洗净，切块。

2.砂锅置于火上，倒入薏米、大麦、南瓜、山药，注入适量清水拌匀，盖上盖，用小火焖40分钟至食材熟透。

3.关火后揭盖，盛出焖煮好的饭，装入碗中即可。

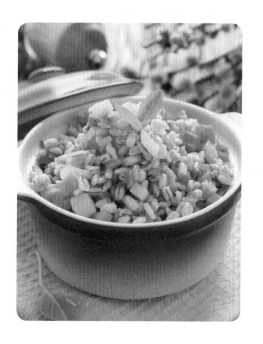

莲子薏米粥

材料：

薏米100克，莲子50克，大枣5颗，冰糖15克

做法：

1.砂锅中注入适量水烧开，倒入已浸泡好的莲子、薏米以及去核的大枣，搅拌一下，盖上盖，烧开后用小火煮60分钟至材料熟。

2.揭盖，加入冰糖搅拌均匀，转中火煮约1分钟至冰糖溶化。

3.关火后盛出煮好的粥，装在碗中，稍稍冷却后食用即可。

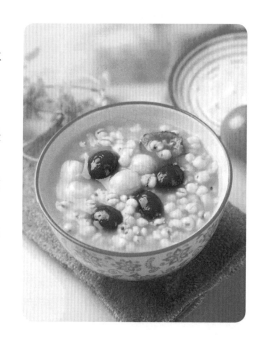

西蓝花

——抗癌冠军

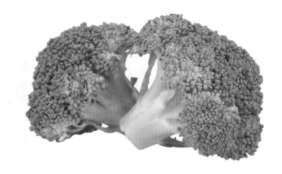

| 热量：30 千卡 /100 克 |
| 每日适用量：100~200 克 |

营养功效

西蓝花含有蛋白质、碳水化合物、脂肪、钙、磷、铁、胡萝卜素、维生素C及多种矿物质。

西蓝花有爽喉、开音、润肺、止咳、抗癌的功效，长期食用可以降低乳腺癌、直肠癌及胃癌等癌症的发病概率。西蓝花是含有类黄酮最多的食物之一，可以防止感染，阻止胆固醇氧化，防止血小板凝结成块，从而减少患心脏病和中风的危险。

常吃西蓝花还可以增强肝脏的解毒能力。适合食欲不振者、大便干结者、少年儿童、癌症患者。

食用注意

不要因为担心西蓝花不易熟，而煮、炒太长时间，烹炒时间过长会影响西蓝花的口感。

选购西蓝花以菜株亮丽、花蕾紧密结实、花球表面无凹凸、整体有隆起感、拿起来没有沉重感的为良品。用纸张或透气膜包住西蓝花（纸张上可喷少量的水），然后直立放入冰箱的冷藏室内保存即可。

这样搭配，吃出免疫力

西蓝花 + 鳕鱼		二者同食，可以降低体内的血糖水平，消炎杀菌，活血止痛，提高人体的免疫力。
西蓝花 + 山药		煮粥或炒菜食用，可健胃除湿、清热解渴，适用于脾胃不和、营养不良等。

蒜香西蓝花

材料：

西蓝花250克，大蒜5瓣，盐、鸡粉各3克，食用油适量

做法：

1.大蒜剁碎；西蓝花掰成小朵，放淡盐水中浸泡15分钟左右，洗净，入开水锅中焯水，烫至断生后捞出。

2.炒锅放适量的油，放入蒜粒炸至淡淡的金黄色，放入西蓝花翻炒。

3.放入盐、鸡粉炒匀，即可出锅。

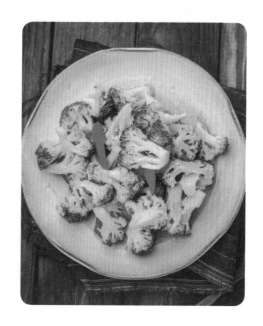

牛肉条炒西蓝花

材料：

西蓝花150克，牛肉200克，蒜片少许，盐、白糖各2克，胡椒粉3克，生抽、水淀粉各5毫升，料酒10毫升，食用油适量

做法：

1.洗净的西蓝花切小块；牛肉切条，加盐、一半料酒、水淀粉、食用油腌渍。

2.用油起锅，牛肉炒至转色，盛出。

3.另起锅注油，倒入西蓝花、蒜片，炒香，加入料酒，炒匀，倒入牛肉，加入胡椒粉、生抽、白糖，炒匀至入味，盛出即可。

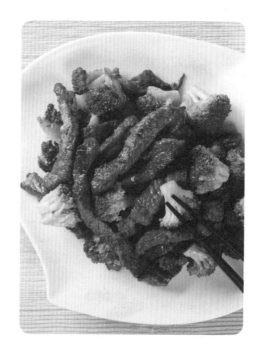

芦笋

——消暑止渴、清热凉血

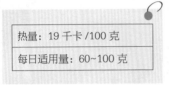

热量：19 千卡 /100 克

每日适用量：60~100 克

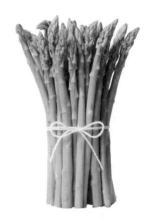

营养功效

芦笋含有人体所必需的各种氨基酸，可以使细胞生长正常化，具有防止癌细胞扩散的功能。常吃芦笋可调节免疫力，促进新陈代谢，改善人体造血系统功能，调理贫血。芦笋对心脏病、高血压、高脂血症、疲劳、水肿、膀胱炎等症有一定调理效果。

芦笋与香菇、绿豆等也具有降脂、降糖、调节代谢作用的食物搭配，长期适量食用，能够显著降低血液中的三酰甘油、总胆固醇和低密度脂蛋白的含量，升高高密度脂蛋白含量。

食用注意

对芦笋过敏的人不宜食用。芦笋也是过敏原之一，如果是对芦笋过敏的人，在食用后可能会出现皮肤红肿、腹泻、消化不良等问题。

芦笋不宜直接用清水清洗，因为上面有农药、化肥残留，清水洗不干净，正确的方法是用食盐水或者淘米水浸泡之后清洗。

这样搭配，吃出免疫力

芦笋 + 冬瓜		芦笋清热、降脂、降压、抗癌，配以甘淡微寒、清热利尿的冬瓜，对人体有很好的保健作用。
芦笋 + 海参		芦笋能防止癌细胞扩散，海参同样是抗癌食品，二者搭配，可增加抗癌功效。

凉拌芦笋

材料：

芦笋250克，大葱丝30克，蒜末20克，辣椒、鸡粉各少许，盐适量，生抽、芝麻油各5毫升，食用油适量

做法：

1.锅中注入适量清水，用大火烧开，放入食用油、盐，放入芦笋，搅拌匀，煮约1分钟，捞出，摆入盘中。

2.放上大葱丝、蒜末，再淋入芝麻油。

3.用油起锅，倒入辣椒爆香，调入生抽、鸡粉、盐，搅匀，趁热浇在芦笋上即可。

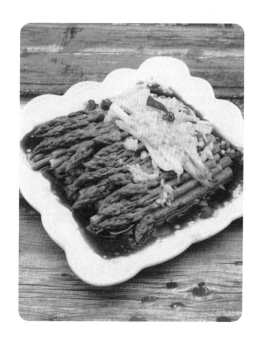

芦笋炒鸡胸肉

材料：

鸡胸肉1块，芦笋200克，盐适量，黑胡椒粉、鸡粉各3克，料酒10毫升，食用油适量

做法：

1.洗好的芦笋切段。

2.洗好的鸡胸肉切小块，放入碗中，加入适量盐、黑胡椒粉、料酒，腌渍10分钟。

3.用油起锅，倒入鸡胸肉、芦笋，炒熟，加入盐、鸡粉，翻炒入味即可。

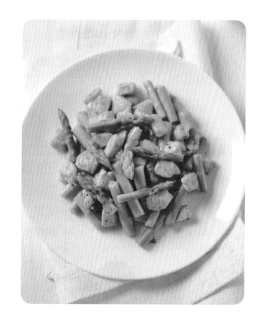

芹菜

——清热除烦、凉血止血

热量：11 千卡 /100 克
每日适用量：50~100 克

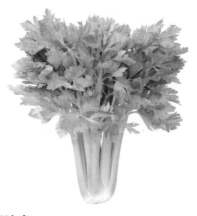

营养功效

芹菜含有大量人体必需的矿物质，如钾、钙、锌、镁等，其中丰富的黄酮类化合物有很好的抗氧化能力，可以清除人体内的自由基，减少自由基对各组织器官细胞的损伤，预防及延缓各种慢性病的发生和发展，同时还具有降血压、降血脂、镇静、消炎、调节免疫力、抗肿瘤等功效。

食用注意

芹菜中的膳食纤维比较多，慢性胃炎、肠炎患者应少吃。

市面常见的芹菜有本芹和西芹，本芹比较细，芹菜特有的味道比较浓郁，营养价值也稍高，尤其是叶子部分，其中的维生素、微量元素和抗氧化物质含量比茎部高得多。而西芹茎秆粗壮，口感比较脆嫩。

这样搭配，吃出免疫力

芹菜 + 绿豆		二者同食，可清热除烦、平肝、利水消肿、凉血止血，适用于高血压、头痛、头晕、暴热烦渴、黄疸、水肿、小便热涩不利、妇女月经不调、赤白带下、腮腺炎等。
芹菜 + 菠菜		二者同食，具有清热除烦、利水消肿的功效，适合高血压、小便不利等患者食用。

芹菜炒鸡肉

材料：

芹菜150克，鸡肉200克，蒜末、葱段各少许，盐、鸡粉各适量，水淀粉8毫升，料酒10毫升，蚝油4克，食用油适量

做法：

1.洗好的芹菜切段；鸡肉切小块，加盐、鸡粉、水淀粉、食用油腌渍。

2.用油起锅，放入蒜末、葱段爆香，倒入鸡肉炒至变色，淋入料酒，炒匀提味，倒入芹菜翻炒匀。

3.加盐、鸡粉、蚝油，炒匀调味即可。

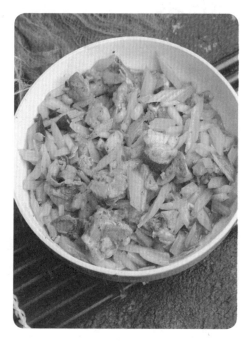

芹菜饺子

材料：

芹菜100克，肉末90克，饺子皮95克，姜末、葱花各少许，盐、鸡粉各适量，生抽5毫升，食用油适量

做法：

1.洗净的芹菜切碎，撒上少许盐，腌渍10分钟，压掉水分。

2.将芹菜、姜末、葱花、肉末、生抽、盐、鸡粉、食用油拌匀成馅料。

3.往饺子皮中放上馅料，将饺子皮对折，两边捏紧，制成饺子生坯。

4.锅中水烧开，倒入饺子煮熟即可。

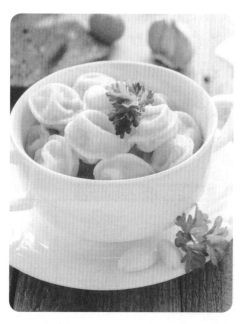

韭菜
——温肾助阳、健胃益脾

热量：26 千卡 /100 克

每日适用量：50~250 克

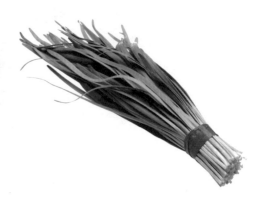

营养功效

韭菜含有维生素B₁、维生素B₂、钙、蛋白质、镁、脂肪、烟酸、铁、碳水化合物、维生素C、锰、膳食纤维、维生素E、锌、维生素A、铜、胡萝卜素、钾、磷等营养成分。

韭菜能温肾助阳、益脾健胃、行气理血。韭菜中的含硫化合物具有降血脂及扩张血管的作用，适用于治疗心脑血管疾病和高血压。此外，这种化合物还能使黑色素细胞内的酪氨酸系统功能增强，从而改变皮肤毛囊的黑色素分泌，消除皮肤白斑，并使头发乌黑发亮。韭菜对阳痿、早泄、遗精、多尿、腹中冷痛、胃中虚热、泄泻、白浊、经闭、白带异常、腰膝痛和产后出血等病症有食疗效果。

食用注意

韭菜的粗纤维较多，不易消化吸收，所以一次不能吃太多，否则大量粗纤维刺激肠壁，往往引起腹泻。

韭菜有兴奋子宫、加强子宫收缩的作用，孕妇最好不要多吃。同时，对于一些肠胃不适的孕妇来说，可能会在吃了韭菜后导致不舒服，这种孕妇还是少吃韭菜为好。

这样搭配，吃出免疫力

韭菜 + 鲜姜		健脾温中，适用于胃脘疼痛、纳差食少、呕恶等。
韭菜 + 鸡蛋		鸡蛋富含营养，韭菜具有理气活血的功效，同食能增进食欲、活血散瘀、温肾壮阳。

豆腐干炒韭菜

材料：

韭菜220克，豆腐干100克，蒜末少许，料酒5毫升，盐3克，鸡粉2克，生抽4毫升，食用油适量

做法：

1.洗净的豆腐干切成条；择洗好的韭菜切成段。

2.锅中注油烧热，倒入豆腐干，滑油至金黄色，捞出，沥干油分。

3.油锅烧热，爆香蒜末，倒入韭菜炒软，加入豆腐干，淋入料酒，放入盐、鸡粉、生抽，翻炒调味即可。

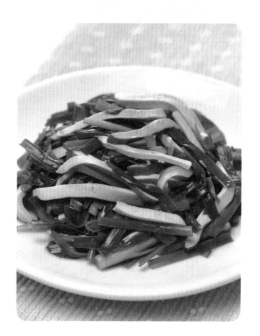

猪血韭菜豆腐汤

材料：

韭菜85克，豆腐140克，黄豆芽70克，高汤300毫升，猪血150克，盐、鸡粉、白胡椒粉各2克，芝麻油5毫升

做法：

1.洗净的豆腐、猪血切小块；洗好的韭菜、黄豆芽切段。

2.锅置火上，倒入高汤大火烧开，揭盖，倒入豆腐、猪血，拌匀，煮沸。

3.放入黄豆芽段、韭菜段，拌匀，煮约3分钟至熟，加入盐、鸡粉、白胡椒粉、芝麻油，搅拌至入味，关火后盛出即可。

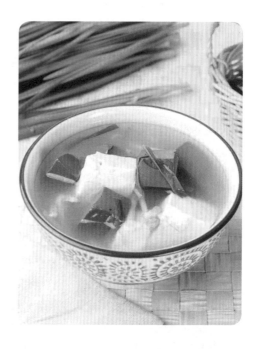

番茄
——清热止渴、养阴凉血

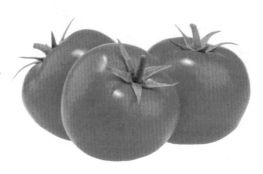

| 热量：19 千卡 /100 克 |
| 每日适用量：50~200 克 |

营养功效

番茄富含有机碱、番茄碱和维生素A、B族维生素、维生素C及钙、镁、钾、钠、磷、铁等矿物质。番茄具有止血、降压、利尿、健胃消食、生津止渴、清热解毒、凉血平肝的功效，对反复宫颈癌、膀胱癌、胰腺癌等有食疗效果。

另外，番茄还能美容和治愈口疮。它还是很强的抗氧化剂，给人体补充番茄红素，可以帮助身体抵抗各种由自由基引起的退化老化性疾病。

食用注意

番茄虽好，但是急性肠炎、菌痢及溃疡活动期病人忌食。

选购番茄应注意，要选颜色粉红，而且蒂的部位一定要圆润的，如果蒂部再带着淡淡的青色，就是最沙最甜的了。常温下置通风处能保存3天左右，放入冰箱冷藏可保存5~7天。

这样搭配，吃出免疫力

| 番茄 + 豆腐 | | 番茄具有生津止渴、健胃消食的作用，与生津润燥、清热解毒的豆腐搭配食用，效果更好。 |
| 番茄 + 蜂蜜 | | 番茄有抗衰老的作用，能使皮肤保持白皙及补血养血，蜂蜜有补虚润燥、滋阴的功效，二者搭配食用可达到补血养颜的功效。 |

番茄炒鸡蛋

材料：

番茄130克，鸡蛋1个，小葱20克，大蒜10克，盐3克，食用油适量

做法：

1.大蒜切片；洗净的小葱切末；洗净的番茄去蒂，切成滚刀块；鸡蛋打入碗内，打散。

2.热锅注油烧热，倒入鸡蛋液，炒熟盛入盘中待用。

3.锅底留油，倒入蒜片爆香，倒入番茄块，炒出汁，倒入鸡蛋块炒匀，加盐，迅速翻炒入味，关火后，将炒好的食材盛入盘中，撒上葱末即可。

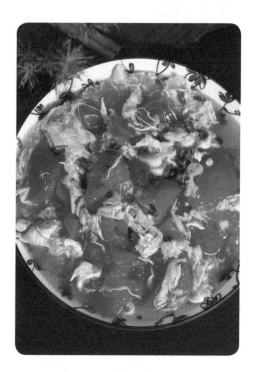

番茄海带豆腐汤

材料：

番茄80克，豆腐200克，海带丝100克，姜片少许，盐、鸡粉各2克，食用油适量

做法：

1.番茄洗净切块；豆腐切块。

2.油锅烧热，倒入姜片爆香，倒入豆腐稍炸，注入适量清水煮开。

3.倒入海带丝、番茄，大火煮沸后转小火煮15分钟。

4.加盐、鸡粉调味，盛出装碗即可。

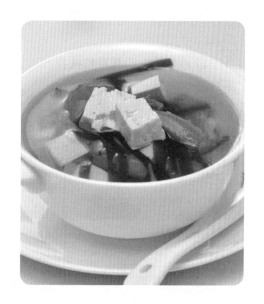

洋葱
——促进消化、杀菌消炎

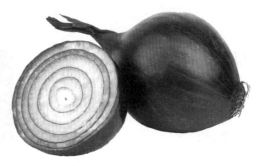

热量：39 千卡/100 克
每日适用量：100 克左右

营养功效

洋葱是目前所知的唯一含有对人体健康非常有益的物质——前列腺素的植物。前列腺素是一种较强的血管扩张剂，能降低人体外周血管和冠状动脉的阻力，有对抗人体儿茶酚胺等升压物质的作用，并能促使可引起血压升高的钠盐的排泄，具有降低血压和预防血栓形成的作用。

洋葱中含有的具有特殊香气的植物杀菌素，具有抑菌和防腐的作用。夏秋季节多吃洋葱，对由痢疾杆菌、大肠杆菌导致的肠道传染病有防治作用。洋葱中还富含辛辣的挥发油，能促进消化液的分泌，有健胃和助消化作用。

食用注意

有皮肤瘙痒性疾病和患有眼疾、眼部充血者应当少吃洋葱。一般人也不宜过量食用，因为其容易产生挥发性气体，过量食用会使人胀气和排气过多。

切洋葱时，可先把洋葱切成两半，放入水中浸泡一会，再拿出来切，就可以避免辣味刺激眼睛。

这样搭配，吃出免疫力

洋葱 + 鸡蛋		能较好地调节神经、增强记忆力，其挥发成分还具有刺激食欲、帮助消化、促进吸收等功能。
洋葱 + 玉米		常食可促进消化，有助于增强抗病能力，延缓衰老。

胡萝卜丝拌洋葱

材料：

洋葱90克，胡萝卜40克，蒜末、香菜各少许，盐2克，鸡粉2克，生抽4毫升，陈醋3毫升，辣椒油、芝麻油各适量

做法：

1.将洗净的洋葱、胡萝卜切丝。

2.锅中水烧开，放入胡萝卜煮至断生。

3.再放入洋葱，煮半分钟，把焯好的食材捞出，装入碗中。

4.放入少许蒜末、香菜，加入生抽、盐、鸡粉、陈醋、辣椒油、芝麻油，拌匀即可。

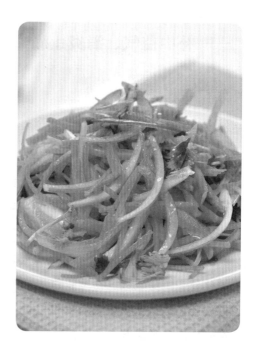

小米洋葱蒸排骨

材料：

水发小米200克，排骨段300克，洋葱丝35克，姜丝少许，盐3克，白糖、老抽各少许，生抽3毫升，料酒6毫升

做法：

1.把洗净的排骨段装碗中，放入洋葱丝，撒上姜丝搅拌匀，再加入盐、白糖，淋上料酒、生抽、老抽拌匀，倒入洗净的小米搅拌一会儿，转入蒸碗中，腌渍约20分钟。

2.蒸锅上火烧开，放入蒸碗，盖上盖，用大火蒸至食材熟透即可。

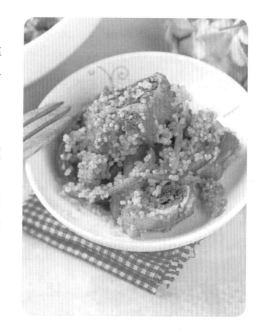

南瓜
——补中益气、消炎止痛

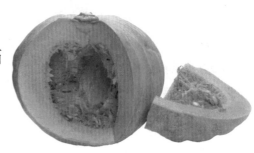

| 热量：22 千卡 /100 克 |
| 每日适用量：50~250 克 |

营养功效

南瓜含有丰富的钴，能活跃人体的新陈代谢，促进造血功能；维生素C可防止硝酸盐在消化道中转变成致癌物质亚硝酸；能消除致癌物质亚硝胺的突变作用；类胡萝卜素在机体内可转化成具有重要生理功能的维生素A。

南瓜具有润肺益气、化痰、消炎止痛、降低血糖、驱虫解毒、止喘、美容等功效，可减少粪便中毒素对人体的危害，防止结肠癌的发生，对高血压及肝脏的一些病变也有预防和治疗作用。南瓜内含有维生素和果胶，能起到解毒作用和保护胃肠道黏膜。另外，南瓜的胡萝卜素含量较高，可保护眼睛。

食用注意

南瓜一般和肉类炖煮食用，营养吸收更好，更有利于营养析出，不过痛风患者应适当少食肉类。

烹饪时可不用去皮，因为南瓜皮中含有丰富的胡萝卜素和维生素，对痛风患者有利，可在吃的时候再去皮。

南瓜所含的类胡萝卜素耐高温，加油脂烹炒，更有助于人体摄取吸收。

这样搭配，吃出免疫力

南瓜＋牛肉		具有增强免疫力、促进康复、补铁补血、抗衰老的作用。
南瓜＋大枣		具有补中益气、养血安神的功效，可用于脾虚食少、乏力便溏、气血亏虚者。糖尿病患者不宜多食大枣。

蛋黄南瓜米糊

材料：

南瓜80克，水发大米60克，蛋黄1个

做法：

1.将去皮洗净的南瓜切片，摆放在蒸盘中；大米用榨汁机搅碎；蛋黄切碎。

2.蒸锅上火烧沸，放入蒸盘，蒸约15分钟至南瓜变软，取出蒸好的南瓜，放凉，制成南瓜泥。

3.汤锅中注入清水烧开，倒入米碎，搅拌，煮约30分钟至熟透。

4.倒入南瓜泥、蛋黄，拌匀，续煮片刻至沸，盛出煮好的米糊，装在小碗中即成。

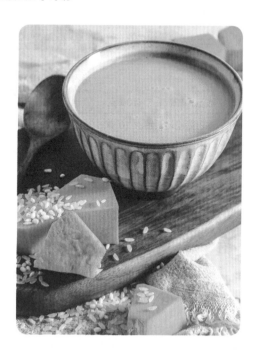

牛肉南瓜汤

材料：

牛肉120克，南瓜95克，胡萝卜70克，洋葱50克，牛奶100毫升，高汤800毫升，黄油少许

做法：

1.洗净的洋葱、胡萝卜切粒；南瓜切小块；洗好的牛肉去除筋，再切粒。

2.煎锅置于火上，倒入黄油拌匀，倒入牛肉，炒匀至其变色。

3.放入洋葱、南瓜、胡萝卜，炒至变软，加入牛奶，倒入高汤，搅拌均匀，用中火煮约10分钟即可。

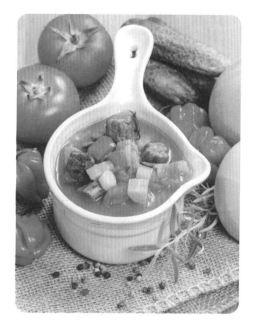

大蒜
——抗菌消炎、增强免疫力

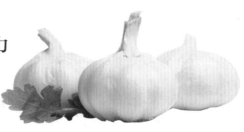

| 热量：126 千卡 /100 克 |
| 每日适用量：每次 10 克 |

营养功效

大蒜中的脂溶性挥发油等有效成分，有激活巨噬细胞的功能，增强免疫力，从而提高机体抵抗力；它还能抑制胃内硝酸盐还原菌的生长，从而减少胃液中因细菌作用而产生的亚硝酸盐。此外，大蒜中还含有微量元素硒、锗等多种抗癌物质。

大蒜在我国是家庭中的常备食品，且对人体健康和防病治病有很多好处。在夏秋季节肠道传染病流行或冬春季节呼吸道传染病流行期间，每天生食大蒜1~2头就能起到预防作用。如患伤风感冒、支气管炎、咽喉炎、扁桃体炎等，在口内常含2~3瓣生蒜，每天更换3~4次，也有疗效。将新鲜大蒜去皮捣烂如泥，填塞在龋齿洞里，可止住疼痛。

食用注意

大蒜一次不宜食用过多，特别是患有胃及十二指肠溃疡的病人及慢性胃炎、肾炎、肝炎病人，不宜食用大蒜。空腹时也不宜生食大蒜，以免使胃受到强烈刺激而引起急性胃炎。

这样搭配，吃出免疫力

大蒜 + 虾仁		具有补肾壮阳、通乳之功效，可治腰痛、腿软、筋骨疼痛、失眠不寐等症。
大蒜 + 洋葱		二者搭配食用，有抗菌消炎、增强人体免疫力的功效。

蒜泥茄子

🥟 **材料**：

茄子300克，彩椒40克，蒜末45克，香菜、葱花各少许，生抽、陈醋各5毫升，鸡粉、盐各2克，芝麻油2毫升，食用油适量

🍲 **做法**：

1.彩椒切粒；茄子切条，装入盘中。

2.把蒜末和葱花倒入碗中，加生抽、陈醋、鸡粉、盐、芝麻油拌匀，制成调味汁，浇在茄子上，放上彩椒粒。

3.把茄子放入烧开的蒸锅，蒸10分钟至熟，取出撒上葱花，浇上热油，放上香菜点缀即可。

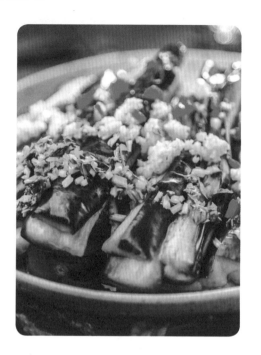

蒜蓉空心菜

🥟 **材料**：

空心菜300克，蒜末少许，盐、鸡粉各2克，食用油少许

🍲 **做法**：

1.洗净的空心菜切成小段，装入盘中，待用。

2.用油起锅，放入蒜末爆香，倒入空心菜，用大火翻炒，加入盐、鸡粉调味。

3.关火后盛出，装入盘中即成。

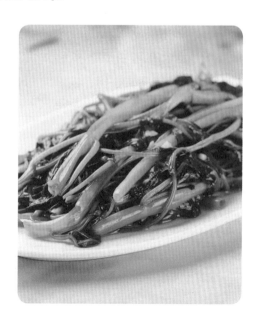

生姜
——解表散寒、止呕

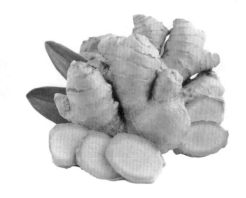

热量：180 千卡 /100 克

每日适用量：10 克左右为宜

营养功效

生姜常用于治疗脾胃虚寒、食欲减退、恶心呕吐、痰饮呕吐、胃气不和的呕吐、风寒或寒痰咳嗽、感冒风寒、恶风发热、鼻塞头痛等病症。

生姜具有抗氧化作用，可防止血管氧化，保护血管。生姜中含有姜黄素，能降低血糖，并减少糖尿病的并发症。

生姜含有蛋白质、多种维生素、胡萝卜素、钙、铁、磷，还含姜醇、姜烯、水芹烯、柠檬醛等油性的挥发油，还有姜辣素、树脂、淀粉和纤维等，有增进食欲、促消化的功效。姜辣素对口腔和胃黏膜有刺激作用，能促进消化液分泌，增进食欲，可使肠张力、节律和蠕动增加。

食用注意

生姜可腌制食用，可煮水、榨汁，也可用作菜肴中的调料，对"三高"人群来说，煮水或做调料最为适宜。因为腌制的生姜加入了过多的钠，不宜多食。

阴虚火旺导致的心烦不眠、手足心热、目赤咽痛者不宜过多食用生姜。

这样搭配，吃出免疫力

生姜 + 红糖		有增强免疫力、降血压、保护血管的功效。
生姜 + 大葱		具有散寒除湿、活血化瘀、益气补虚、温中止呕的功效，适合脾胃虚寒以及血瘀型肩周炎患者食用。

红糖姜茶

🍚 **材料**：

生姜30克，红糖适量

🍲 **做法**：

1.洗净去皮的生姜切片。

2.取一个大碗，放入姜片，撒上适量红糖拌匀，至其溶化，静置约10分钟。

3.汤锅置火上，倒入材料，注入适量清水，盖上盖子，用中火煮约3分钟，盛出煮好的姜茶，装入杯中即成。

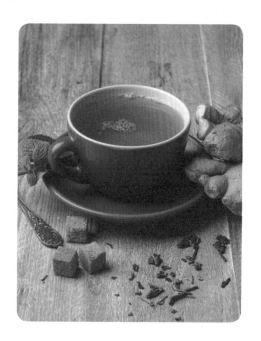

姜汁菠菜

🍚 **材料**：

菠菜100克，生姜20克，盐、芝麻油、食用油各适量

🍲 **做法**：

1.洗好的菠菜切成段；生姜去皮洗净，切细丝。

2.锅中注水烧开，倒入菠菜段、姜丝、食用油，搅匀，煮至断生，捞出沥干水分，待用。

3.将菠菜段装入碗中，加入盐、芝麻油，搅拌片刻至入味。

4.将拌好的菠菜装入盘中即可。

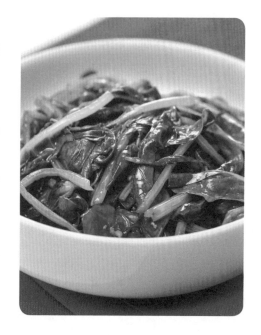

蜂蜜

——美容养颜、润肠通便

热量：321 千卡 /100 克

每日适用量：100 克

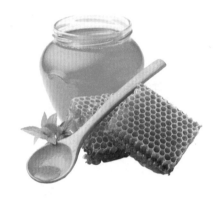

营养功效

蜂蜜所含的营养成分既丰富又全面，据分析，成熟的蜂蜜含有75％的葡萄糖，能直接补充体液，供给热量，营养全身。

蜂蜜不仅是老幼病弱者的滋补佳品，而且有着广泛的医疗作用。据《神农本草》载，它能"安五脏……益气补中，止痛解毒，除百病，和百药，久服强志轻身，延年益寿"。明代李时珍曾指出，蜂蜜入药功效有五，即清热、补中、解毒、润燥、止痛。实践证明：每日服用几勺蜂蜜，有助于胃及十二指肠溃疡的愈合，也是贫血者及孕产妇的滋补良药；神经衰弱、高血压、冠心病、动脉硬化、肝脏病、眼病、痢疾、便秘等患者长期服用蜂蜜，也有减轻病情、增强体质的功效。

食用注意

凡湿阻中满、湿热痰滞、便溏或泄泻者要慎用或尽量不用。

这样搭配，吃出免疫力

蜂蜜 + 胡萝卜	有健脾和胃、补肝明目的功效，适合体虚之人食用。
蜂蜜 + 香蕉	有润肠除燥、通便泻热的功效，适合功能性便秘者食用。

蜂蜜蒸南瓜

材料：

南瓜200克，鲜百合50克，蜂蜜30克，大枣、葡萄干各20克，水淀粉4毫升，食用油适量

做法：

1.洗净去皮的南瓜切块摆盘，在南瓜上摆上大枣、葡萄干、百合，待用。

2.蒸锅注水烧开，放入南瓜盘，盖上锅盖，大火蒸25分钟至熟软，掀开锅盖，将南瓜取出。另取一锅，倒入蜂蜜，加入水淀粉拌匀，淋入食用油，调成芡汁。

3.将调好的芡汁浇在南瓜上即可。

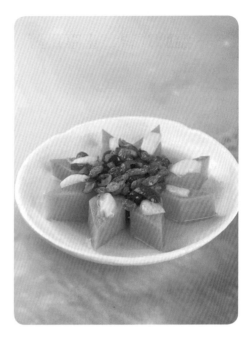

蜂蜜柚子茶

材料：

柚子1个，蜂蜜、冰糖各50克，盐适量

做法：

1.用盐擦洗柚子表皮后冲干净，剥开柚子，将柚子外皮切成丝，倒入锅中，加入清水，开大火，加盐煮至透明状，捞出。

2.取柚子果肉，将果肉撕碎，另起锅，将果肉倒入锅中，清水煮软后捞出。

3.将柚子皮倒入锅中，加入冰糖，加入清水煮至稠状，将煮好的柚子浆、果肉一同倒入罐子中，加入蜂蜜，密封后冷藏即可。

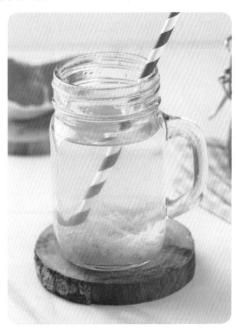

砂仁
——温脾开胃、止呕止泻

热量：265 千卡 /100 克

每日适用量：100 克

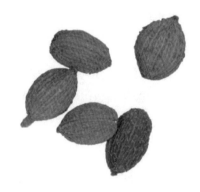

营养功效

砂仁是中医常用的一味健脾化湿药，其性温，味微辛，归脾、胃、肾经。砂仁具有行气调中、和胃健脾、化湿止泻的功效，为醒脾和胃之良药，可用于治疗消化不良、食积腹胀、寒湿泻痢、虚寒胃痛，还可治疗妊娠呕吐、妊娠胎动不安而与脾胃虚寒有关者，适合消化不良、食积腹胀、慢性胃炎、寒湿型呕吐腹泻、食管癌等患者食用。

食用注意

砂仁能行气下气、导滞，对于气虚体质者而言，其气不足、气短懒言，服用理气行气的中药后会加重气虚的症状，故不宜服用。

砂仁性质温热，体内有热者不宜服用。

砂仁中的有效成分多为挥发性，所以不宜久煎。

这样搭配，吃出免疫力

砂仁 + 山楂		可治疗食积腹胀，适合脾胃不和、消化不良者食用。
砂仁 + 猪肚		可治疗虚寒性腹泻，对着凉引起的腹泻有很好的疗效。

砂仁莲子炖猪肚

🥟 **材料**：

猪肚220克，水发莲子80克，砂仁20克，姜片、葱段各少许，盐2克，鸡粉、胡椒粉各少许，料酒适量

🍲 **做法**：

1.将洗净的猪肚切开，再切条形。

2.锅中注水烧开，放入猪肚拌匀，淋入料酒拌匀，煮1分钟，捞出。

3.砂锅中注水烧热，倒入姜片、葱段，放入猪肚，倒入莲子、砂仁，淋入料酒，盖上盖，烧开后用小火煮约2小时至食材熟透。

4.揭盖，加入盐、鸡粉、胡椒粉拌匀，用中火煮至食材入味即可。

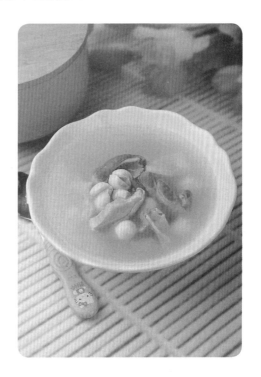

砂仁茯苓粥

🥟 **材料**：

砂仁3粒，茯苓6克，粳米150克

🍲 **做法**：

1.将砂仁、茯苓研成细末。

2.将粳米洗净，放进锅中，加上细末和适量水，先用大火煮沸，再改用小火煮至粥成。

3.可定时给积食的孩子喂食。

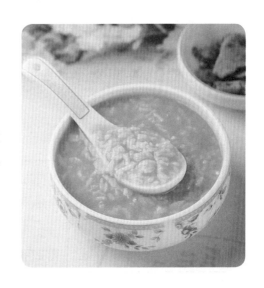

猪肉

——滋阴润燥、补虚养血

热量：143 千卡 /100 克

每日适用量：每餐 80 克

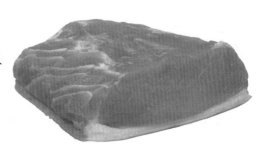

营养功效

猪肉营养丰富，含有丰富的B族维生素，可以使身体感到更有力气。猪肉还能提供人体必需的脂肪酸。而猪肉中含有的有机铁可为人体提供血红素和促进铁吸收的半胱氨酸，能改善缺铁性贫血。

猪瘦肉性温，味甘、咸，归脾、胃、肾经，主要含有蛋白质、脂肪、维生素B_1、维生素B_2、磷、钙、铁等营养素，具有滋阴润燥、补虚养血的功效，对咽喉干痛、肠道枯燥、大便秘结等病症有良好的食用疗效。

食用注意

快炒能较好地保留猪肉中的营养成分。在炒猪肉时适当放一点大蒜，可以延长维生素B_1在人体内停留的时间，这对促进血液循环以及尽快消除身体疲劳、增强体质都有重要的作用。

猪瘦肉烹调前不要用热水清洗，因猪肉中含有一种肌溶蛋白，在15℃以上的水中易溶解，若用热水浸泡就会散失很多营养物质，同时口味也欠佳。

这样搭配，吃出免疫力

猪肉 + 木耳		具有防肝癌、保护血管和补血养血的功效，能够补虚养血、润肠通便。
猪瘦肉 + 红薯		可以加速肠道蠕动，帮助排便，降低血液中胆固醇及葡萄糖的吸收。

猪肉白菜炖豆腐

🍅 **材料**：

白菜300克，豆腐200克，五花肉200克，蒜末、姜末、盐各少许，蚝油10克，酱油10毫升，食用油适量

🍲 **做法**：

1.豆腐切成小块；白菜洗净，切小块；五花肉切片。

2.油锅烧热后，放蒜末、姜末爆香，再放五花肉煸炒至金黄色，放酱油、豆腐继续翻炒，加入蚝油继续翻炒。

3.锅中加入水，炖煮3~5分钟，放入白菜，翻炒，放入盐，盖上锅盖焖煮5分钟，即可出锅。

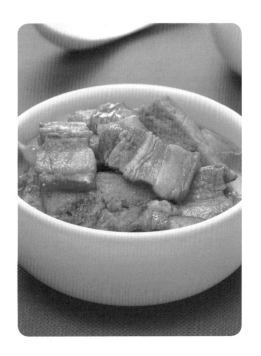

糖醋里脊

🍅 **材料**：

里脊肉230克，鸡蛋1个，番茄酱20克，盐2克，白糖4克，白醋10毫升，生粉、食用油、熟白芝麻各适量

🍲 **做法**：

1.将生粉、鸡蛋、盐拌匀，制成蛋糊；里脊肉切条，裹上蛋糊。

2.热锅注油，放入里脊肉，炸约2分钟，至呈金黄色，捞出。

3.用油起锅，放入番茄酱、白醋、白糖，炒匀，倒入里脊肉，炒至食材入味，盛出，撒上熟白芝麻即可。

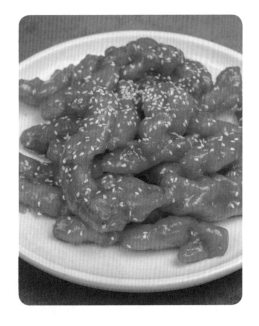

牛肉
——补中益气、滋养脾胃

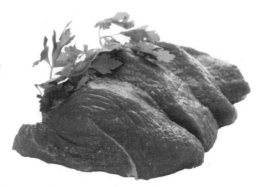

热量：106 千卡/100 克

每日适用量：每餐 50~80 克

营养功效

牛肉中的肌氨酸含量比其他食品都高，肌氨酸是肌肉燃料之源，可以有效补充三磷酸腺苷，对增长肌肉、增强力量和耐受力特别有效。牛肉还富含铁元素，铁是造血必需的矿物质。

牛肉具有补中益气、滋养脾胃、强健筋骨、化痰息风、止渴止涎的功效。适用于中气下陷、气短体虚、筋骨酸软和贫血久病及面黄目眩者食用。

食用注意

牛肉可用炒、爆、蒸、炖、酱、涮、煲汤等方式烹饪，营养鲜美，而煎和烤这两种烹调方式油分太大，不利于肠胃消化吸收，而且在烹饪过程中由于温度过高也会损失不少营养，因此牛肉用于煲汤和炒食最为适宜。炒牛肉片之前，先用啤酒将面粉调稀，淋在牛肉上，拌匀后腌30分钟，可增加牛肉的鲜嫩程度。

牛肉不易熟烂，烹饪时放一个山楂、一块橘皮或一点茶叶，可以使其易烂。

这样搭配，吃出免疫力

牛肉 + 芹菜		牛肉与芹菜搭配食用，既有牛肉提供的优质蛋白质，又有芹菜提供的膳食纤维，还有降低血压的功效。
牛肉 + 土豆		牛肉和土豆搭配食用，可以利用牛肉富含蛋白质的优势弥补土豆营养的不足，能保护胃黏膜。

———— 牛肉蔬菜沙拉 ————

📛 材料：

酱牛肉100克，番茄1个，荠菜50克，生菜、紫叶生菜各60克，盐、食用油各少许

🍲 做法：

1.酱牛肉切片；番茄洗净，切块；荠菜洗净，切去根部；生菜、紫叶生菜洗净，撕碎，待用。

2.锅中注水烧开，放少许盐、食用油，再放入荠菜煮熟。

3.将酱牛肉、番茄、生菜、紫叶生菜、荠菜装盘拌匀即可。

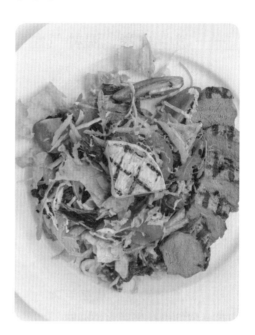

———— 黑椒牛肉粒 ————

📛 材料：

牛肉200克，胡萝卜80克，红椒、蒜瓣各少许，盐2克，胡椒粉3克，生抽5毫升，料酒、食用油各适量

🍲 做法：

1.洗净的胡萝卜切小块；牛肉切块，加盐、料酒、食用油腌渍。

2.用油起锅，倒牛肉炒至转色盛出。

3.另起锅注油，倒入红椒、蒜瓣爆香，放入胡萝卜炒熟，加入料酒，炒匀，倒入牛肉，加胡椒粉、生抽，炒匀至入味即可。

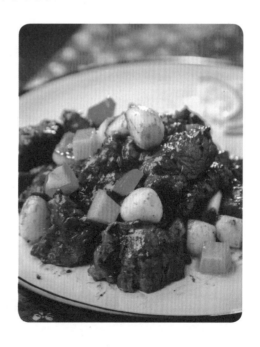

羊肉

——暖中祛寒、温补气血

| 热量：203 千卡 /100 克 |
| 每日适用量：100 克 |

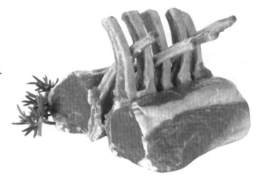

营养功效

中医学认为，羊肉味甘而不腻，性温而不燥，具有补肾壮阳、暖中祛寒、温补气血、开胃健脾的功效。常吃羊肉可益气补虚，促进血液循环，使皮肤红润，增强御寒能力；还能促进消化酶分泌，帮助消化，保护胃壁。

食用注意

羊肉性热，有感冒发热、高血压、肝病、急性肠炎和其他感染病者应忌食。此外，夏秋季节气候燥热，不宜过多食用羊肉。

炖羊肉时放一些山楂有助于肉质熟烂；炒羊肉时放少许葱、姜、孜然、蒜等作料可有效去除膻味。羊肉中有很多膜，切丝之前应先将其剔除，否则炒熟后会影响口感。

这样搭配，吃出免疫力

羊肉 + 山药	山药能滋阴补肾，与羊肉炖食，具有补气养血、暖肾补肝的作用，可预防贫血，提高细胞活性，改善气色。
羊肉 + 当归	当归能养血调经，与羊肉炖食，可提高机体抗寒能力，恢复体力，改善女性宫寒所致痛经、月经不调。

花生炖羊肉

🍲 **材料**：

羊肉400克，花生仁150克，葱段、姜片各少许，生抽、料酒、水淀粉各10毫升，盐、鸡粉、白胡椒粉各3克，食用油适量

🥄 **做法**：

1.羊肉切块，煮至转色，捞出。

2.热锅注油烧热，放入姜片、葱段爆香，放入羊肉炒香，加入料酒、生抽，注入清水，倒入花生仁，撒上盐，大火煮开后转小火炖30分钟。

3.加入鸡粉、白胡椒粉、水淀粉，充分拌匀入味，盛入盘中即可。

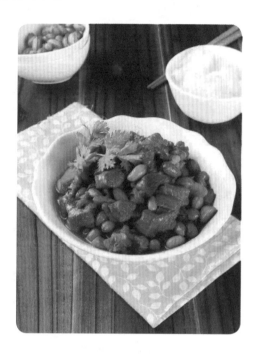

酱爆大葱羊肉

🍲 **材料**：

羊肉200克，大葱100克，姜丝、蒜末各少许，盐适量，料酒3毫升，生抽、水淀粉、食用油各适量

🥄 **做法**：

1.大葱切段；羊肉切条，放生抽、盐、水淀粉、食用油腌渍约10分钟。

2.油锅烧热，羊肉滑油至变色捞出。

3.用油起锅，放入姜丝、蒜末爆香，倒入大葱炒熟，放入羊肉翻炒，加料酒、生抽、盐调味即可。

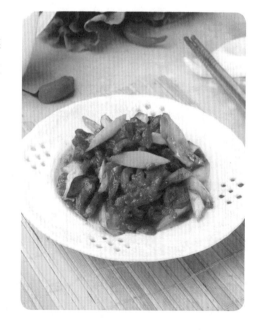

乌鸡
——滋阴补肾、养血填精

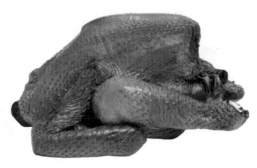

热量：111 千卡 /100 克

每日适用量：每餐 100~150 克

营养功效

乌鸡中氨基酸的含量要普遍高于其他鸡，而丰富的氨基酸可以为人体提供体内合成氨基酸的原料，能提高身体的机能，增强人体的抵抗力。此外，乌鸡中铁元素的含量也较高，而铁是机体造血不可或缺的原料，能预防缺铁性贫血。

乌鸡具有滋阴补肾、养血添精、益肝退热、补虚的功效，能调节人体免疫功能，抗衰老。乌鸡体内的黑色物质含铁、铜元素较多，对于病后贫血者具有补血、促进康复的食疗作用。

食用注意

乌鸡不适合感冒发热者、咳嗽多痰者、温热内蕴者、腹胀者、急性菌痢肠炎者、皮肤疾病者食用。

保存乌鸡的方法有很多，一般采用低温保存。可把乌鸡处理干净，擦净表面水分，放入保鲜袋内，放入冰箱冷冻室内冷冻保存。一般情况下，保存乌鸡的温度越低，其保存的时间就越长，正常情况下乌鸡可冷冻保鲜3~6个月。

这样搭配，吃出免疫力

乌鸡 + 天麻		能增强人体免疫力，抗衰老，具有养血填精、安神助眠的功效，可改善月经不调、神经衰弱。
乌鸡 + 四季豆		二者同食能够更好地满足人体对各种营养的需求。

虫草花炖乌鸡

🍲 **材料：**

当归20克，虫草花30克，乌鸡250克，枸杞10克，盐5克

🍲 **做法：**

1.当归、虫草花洗净；当归切成片。

2.乌鸡洗净，斩块，放入开水中煮5分钟，取出过冷水。

3.将当归、乌鸡块、虫草花一起放入锅中，加水适量，大火煮开，转小火续煮1小时，加枸杞再煮半小时，加盐调味即可。

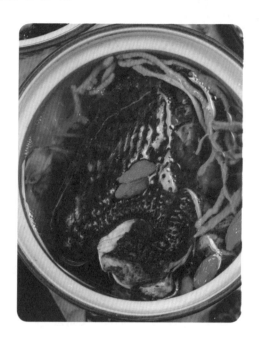

黄芪大枣乌鸡汤

🍲 **材料：**

乌鸡250克，黄芪片、大枣各20克，枸杞10克，盐5克

🍲 **做法：**

1.黄芪片、大枣、枸杞洗净。

2.乌鸡洗净，斩块，放入开水中煮5分钟，取出过冷水。

3.将黄芪片、大枣、枸杞、乌鸡一起放入锅中，加水适量，大火煮开，转小火续煮1小时，加盐调味即可。

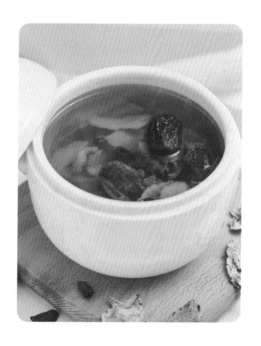

虾仁

——增强免疫力

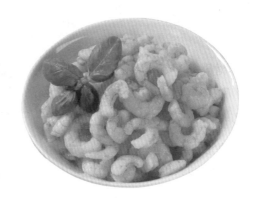

热量：87 千卡 /100 克

每日适用量：100 克

营养功效

虾仁富含蛋白质，含量是鱼、蛋、奶的几倍到几十倍，能够增强免疫力，抗疲劳。其肉质松软，易消化，对身体虚弱以及病后需要调养的人而言是极好的食物。

虾仁中含有丰富的镁，镁对心脏活动具有重要的调节作用，能很好地保护心血管系统，可减少血液中胆固醇含量，防止动脉硬化，同时还能扩张冠状动脉，有利于预防高血压及心肌梗死。

中年人常吃虾能够增强免疫力和性功能，对于改善肾阳虚导致的畏寒、腰膝无力、疲乏倦怠、耳鸣、失眠、性欲和性功能减退有很好的效果。

食用注意

患过敏性鼻炎、支气管炎、反复发作性过敏性皮炎的老年人不宜吃虾。

新鲜的虾体形完整，呈青绿色，外壳硬实、发亮，头、体紧紧相连，肉质细嫩，有弹性、有光泽。将虾的沙肠挑出，剥除虾壳，然后洒上少许酒，控干水分，再放进冰箱冷冻保存。

这样搭配，吃出免疫力

虾仁 + 芹菜		芹菜属于高纤维蔬菜，有很好的饱腹感，二者搭配，可起到减肥健身的作用。
虾仁 + 韭菜		韭菜与虾仁搭配食用，有减脂增肌的作用。

虾仁炒蔬菜

材料：

虾仁120克，荷兰豆100克，西蓝花80克，红椒20克，盐适量，水淀粉4毫升，生抽、老抽、食用油各适量

做法：

1.洗净的西蓝花切小块。

2.锅中注水烧开，放盐，倒入荷兰豆、西蓝花，煮1分钟，捞出。

3.锅中倒油，放入红椒爆香，加入虾仁翻炒，再放入荷兰豆、西蓝花，翻炒匀，加入适量清水，放入盐、生抽、老抽、水淀粉炒匀调味即可。

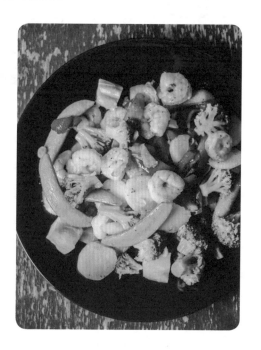

虾仁鸡蛋羹

材料：

鸡蛋2个，虾仁90克，姜丝、葱花各少许，盐1克，料酒2毫升，生抽适量，芝麻油2毫升

做法：

1.虾仁装入碗中，放入姜丝、料酒、生抽、芝麻油，拌匀。

2.鸡蛋打散，加入盐、清水，搅拌片刻，放入烧开的蒸锅，蒸10分钟。

3.在蒸熟的蛋羹上放上虾仁，再蒸2分钟，把蒸好的蛋羹取出，淋入生抽，撒上葱花即可。

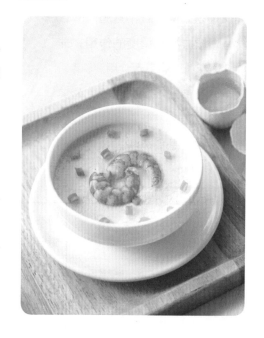

海参
——控制血脂平衡

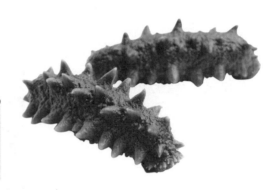

热量：78 千卡 /100 克

每日适用量：泡发品每次 80 克左右

营养功效

海参中含有的海参多糖，可降低体内血清总胆固醇和三酰甘油，从而调节血脂，控制血脂平衡。

海参含有海参素及由氨基己糖、己糖醛酸和岩藻糖等组成的刺参酸，性黏多糖，另含18种氨基酸，且不含胆固醇，有降低血液黏稠度的作用，非常适合糖尿病患者食用。

海参几乎不含嘌呤，是典型的高蛋白、低脂肪、低胆固醇食物，是痛风和痛风伴有高血脂、高血压患者的理想食物。此外，其含有的海参多糖能够提高痛风患者的抵抗力，对防治痛风及其并发症有食疗功效。

海参中含有的牛磺酸、赖氨酸、蛋氨酸等在植物性食品中几乎没有；刺参中含有的硫酸软骨素和刺参黏多糖，通过药理实验证明，对人体的生长发育、抗炎和预防组织老化、促进伤口愈合、抑制数种癌细胞都有特殊功效。

食用注意

海参可凉拌、煮粥、炒食，也可红烧或煲汤。烹调海参时不宜加醋，会破坏胶原蛋白，降低其营养价值。痰多便溏者慎食。

这样搭配，吃出免疫力

海参 + 枸杞		可补气活血，调理头昏耳鸣、失眠多梦、记忆力减退等症状。
海参 + 金针菇		具有疏肝和胃、健脾补肾的功效，适合秋季食用，尤其适合体虚年老者食用。

葱油烧海参

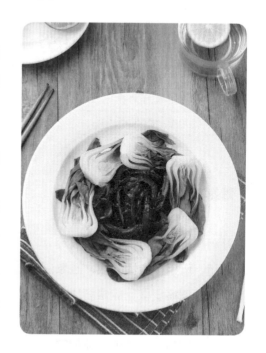

材料：

海参300克，上海青200克，葱、香菜、姜、蒜各20克，生抽5毫升，白糖5克，食用油适量

做法：

1.海参洗净，切长条；香菜取根，葱切段，姜、蒜切末；上海青对半切开。

2.热锅倒油，倒入葱段、姜末、蒜末、香菜根，炸至焦黄，将葱油倒入容器中；上海青焯水后捞出装盘。

3.另起锅，依次加入白糖、生抽，倒入海参翻炒，加入葱油，转小火慢煨，盛出装盘即可。

海参生姜小米粥

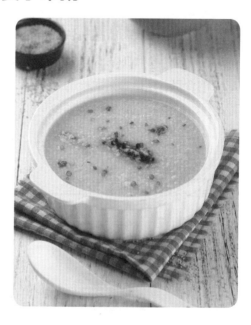

材料：

小米200克，海参3只，生姜35克，葱少许，盐适量

做法：

1.海参解冻后用剪刀剪开，除去内脏，将洗净的海参倒入沸水中，煮软后入凉水。

2.砂锅倒水煮沸，倒入小米，把生姜切丝后倒入砂锅。

3.小米滚锅后倒入海参不停搅拌5分钟，小火熬半小时后加盐、葱花即可。

牡蛎

——平肝息风、养阴补肾

| 热量：73 千卡 /100 克 |
| 每日适用量：30 克 |

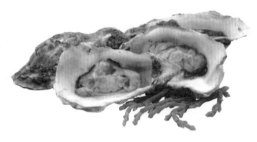

营养功效

牡蛎有镇静安神、潜阳补阴、软坚散结、收敛固涩等作用，可用于惊悸失眠、眩晕耳鸣、瘰疬痰核、症瘕痞块、自汗盗汗、遗精崩带、胃痛泛酸。特别适用于虚劳、虚损的病患和那些阴虚、血亏、气血不足的人。

适量食用牡蛎能抑制血小板的凝集，降低血液中血栓素A2的含量，从而预防血栓的生成，对中年人，尤其是血脂较高、动脉硬化、冠心病和糖尿病患者，是很好的食疗材料。牡蛎还富含磷，有利于钙质的吸收利用。

食用注意

因牡蛎性凉，体虚胃寒者不宜多食，但可在食用时放入花椒、生姜等调味料，能适当去其凉性。

牡蛎可煲汤，也可蒸食，新鲜的牡蛎还可生食，味道特别鲜美。生食能较好地保留牡蛎的营养，对"三高"人群最为有益。患有急慢性皮肤病者忌食；脾胃虚寒、滑精、慢性腹泻、便溏者不宜多吃。

这样搭配，吃出免疫力

| 牡蛎 + 天冬 | | 可滋养肝肾、潜阳熄风，治阴虚风动兼见心烦不寐。 |
| 牡蛎 + 鸡蛋 | | 可镇静安神、平肝潜阳、收敛固涩，改善肝阳上亢型眩晕、头痛、失眠以及肾虚遗精等症。 |

海带牡蛎汤

🍲 **材料**：

海带100克，牡蛎肉150克，姜片、葱花各少许，料酒10毫升，盐2克，鸡粉2克，胡椒粉、食用油各适量

🍜 **做法**：

1.锅中注水烧开，倒入海带、姜片，放入牡蛎肉，搅拌均匀，淋入少许食用油、料酒，搅匀，焖煮5分钟。

2.加胡椒粉、鸡粉、盐，搅拌片刻，使食材入味。

3.将煮好的汤盛出，装入碗中，撒上葱花即可。

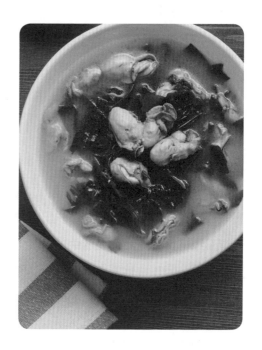

白萝卜牡蛎汤

🍲 **材料**：

白萝卜丝30克，牡蛎肉40克，姜丝、葱花各少许，料酒10毫升，盐、鸡粉各2克，芝麻油、胡椒粉、食用油各适量

🍜 **做法**：

1.锅中注水烧开，倒入白萝卜丝、姜丝、牡蛎肉，搅拌均匀，淋入少许食用油、料酒，焖煮5分钟。

2.揭开锅盖，淋入少许芝麻油，加入葱花、胡椒粉、鸡粉、盐，搅拌片刻，使食材入味，盛出即可。

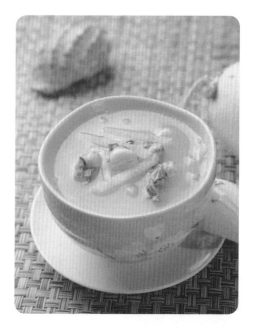

香菇

——化痰理气、益胃和中

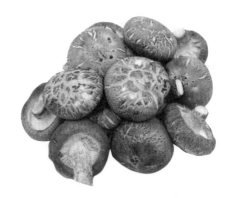

热量：19 千卡 /100 克

每日适用量：50~150 克

营养功效

香菇含有丰富的膳食纤维，经常食用能降低血液中的胆固醇，防止动脉粥样硬化，对防治脑出血、心脏病、肥胖症和糖尿病都有效。香菇中含有一种"β－葡萄糖苷酶"，这种物质有明显的加强机体抗癌力的作用，因此人们把香菇称为"抗癌新兵"。

香菇还能抗感冒病毒，因香菇中含有一种干扰素的诱导剂，能诱导体内干扰素的产生，干扰病毒蛋白质的合成，使其不能繁殖，从而使人体产生免疫作用。

我国古代学者早已发现香菇类食品有提高脑细胞功能的作用。如《神农本草》中就有服饵菌类可以"增智慧""益智开心"的记载。现代医学认为，香菇的增智作用在于含有丰富的精氨酸和赖氨酸，常吃可健体益智。

食用注意

香菇不适宜脾胃虚寒、气滞或皮肤瘙痒病患者食用。

这样搭配，吃出免疫力

香菇 + 薏米		搭配食用不仅可以健脾益胃，还能协同抗癌。
香菇 + 莴笋		二者搭配食用有利尿、通便、降脂、降压的功效，可用于治疗慢性习惯性便秘、肾炎、高血压、高脂血症等。

香菇四季豆焖鸡

🍅 **材料**：

鸡块200克，青豆65克，四季豆50克，水发香菇70克，姜片、葱段、八角各少许，盐3克，生抽6毫升，料酒4毫升，鸡粉2克，水淀粉4毫升，食用油适量

🍲 **做法**：

1.用油起锅，倒入八角、葱段、姜片、鸡块，炒匀，加入料酒、香菇、青豆、四季豆，炒匀，放入生抽、清水、盐，煮30分钟至入味。

2.加入鸡粉、水淀粉，炒片刻，将烧好的鸡肉盛出装入碗中即可。

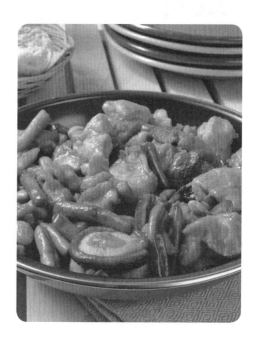

蚝油香菇芥蓝

🍅 **材料**：

芥蓝200克，香菇80克，蒜片15克，蚝油5克，生抽10毫升，盐、鸡粉各3克，食用油适量

🍲 **做法**：

1.芥蓝、香菇洗净；备半碗水，加蚝油、生抽、盐、鸡粉搅匀，制成调味汁。

2.锅中放入清水烧开，放入芥蓝、香菇煮1分钟，捞出装盘。

3.油锅烧热，加入蒜片炒香，加入味汁，小火煮开。

4.将味汁浇在芥蓝、香菇上即可。

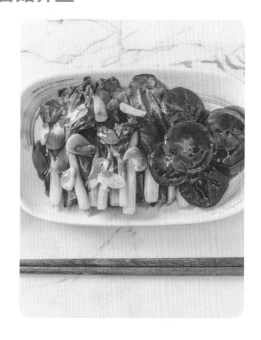

银耳

——滋补生津、润肺养胃

| 热量：200 千卡 /100 克 |
| 每日适用量：50~200 克 |

营养功效

银耳具有较高的药用功能，在我国医学宝库中久负盛名。历代医学家都认为，银耳有"强精、补肾、润肺、生津、止咳、清热、养胃、补气、和血、强心、壮身、补脑、提神"之功。作为营养滋补品，它适用于一切老弱妇孺和病后体虚者，还具有扶正强壮作用，并常用于治疗老年慢性气管炎等病症，对高血压、血管硬化患者尤为适宜。近年来的医学研究还证明，从银耳中分离出来的多种糖类物质对恶性肿瘤也有明显的抑制作用。常服银耳汤，还有嫩肤美容的效果。

食用注意

银耳最好用冷水泡，用热水泡银耳不仅不易充分发开，口感还会绵软发黏，其中不少营养成分都被溶解而损失掉了。银耳一定要根部向上泡发，这样才能泡透。待泡发后只需拣去泥沙和发硬的根结，不可搓洗，因为银耳叶片薄脆，容易揉烂。干银耳应在阴凉干燥处密封保存。

这样搭配，吃出免疫力

| 银耳 + 菠菜 | 补血润肤、润肠通便，适用于便秘、皮肤干燥、糖尿病、中风患者食用。 |
| 银耳 + 鸭子 | 具有补气升阳、利水消肿、生津养血、行滞通痹的功效，可治疗元气败脱之症。 |

阿胶银耳甜汤

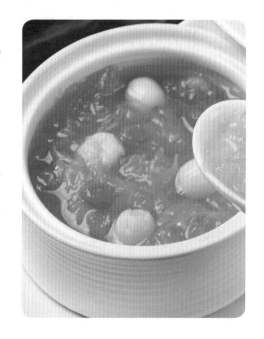

🍅 **材料**：

阿胶60克，水发银耳120克，莲子20克，枸杞10克，冰糖30克

😋 **做法**：

1.洗好的银耳泡发，切去黄色根部，切成小块。

2.砂锅中倒入适量清水烧开，放入阿胶、银耳、莲子、枸杞、冰糖，盖上盖，用小火煮30分钟即可。

银耳核桃蒸鹌鹑蛋

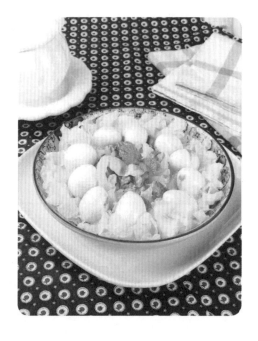

🍅 **材料**：

水发银耳150克，核桃25克，熟鹌鹑蛋10个，冰糖20克

😋 **做法**：

1.泡发好的银耳切去根部，切成小朵；备好的核桃用刀背将其拍碎。

2.备好蒸盘，摆入银耳、核桃碎，再放入鹌鹑蛋、冰糖，待用。

3.蒸锅注水烧开，放入食材，盖上锅盖，蒸20分钟，取出即可。

百合
——补养心脾、润肺止咳

热量：166 千卡 /100 克

每日适用量：80~150 克

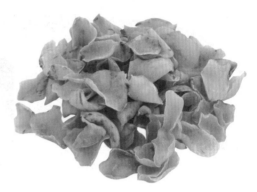

营养功效

百合含蛋白质、脂肪、碳水化合物、钙、磷、铁、维生素 B_1、维生素 B_2、维生素 C、泛酸、胡萝卜素等，还含有一些特殊的营养成分，如秋水仙碱等多种生物碱。这些成分综合作用于人体，不仅具有良好的营养滋补功效，而且对于病后虚症、结核病、神经症等患者大有裨益。

当癌症患者进行放射治疗后出现体虚乏力、口干、心烦、干咳痰等症状时，用鲜百合与粳米一起煮粥，再调入适量的冰糖或蜂蜜后食用，对增强体质、抑制癌细胞生长、缓解放疗反应具有较好的效果。再如，将鲜百合与白糖适量共捣敷患处，对皮肤癌破溃出血、渗水者也有一定的治疗作用。所以说，百合既是美味佳蔬，又是抗癌良药。

食用注意

虽然百合可以起到补气的作用，但是服用过多会伤肺气，反而对身体不利。

这样搭配，吃出免疫力

百合 + 芡实		具有补血安神、健脑益智、补养心脾、润肺止咳、清心除烦的功效。
百合 + 南瓜		具有清热解毒、润肺止咳等功效。

芡实百合香芋煲

🍚 **材料**：

芡实50克，鲜百合30克，芋头100克，虾仁6个，牛奶250毫升，鸡粉、盐各3克

😋 **做法**：

1.砂锅中注入清水，倒入泡好的芡实，用大火煮开后转小火续煮30分钟至熟软，倒入芋头，用大火煮开后转小火，煮约20分钟至熟软。

2.揭盖，加入百合、牛奶拌匀，用中火煮开后转小火，倒入洗净且已去虾线的虾仁，稍煮至转色。

3.加入盐、鸡粉调味即可。

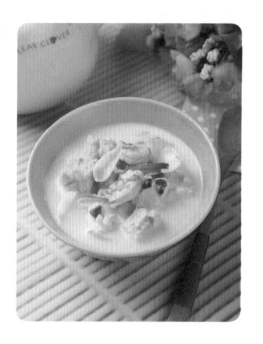

鸡蛋炒百合

🍚 **材料**：

鲜百合140克，胡萝卜25克，鸡蛋2个，葱花少许，盐、鸡粉各2克，食用油适量

😋 **做法**：

1.洗净去皮的胡萝卜切片；鸡蛋打入碗中，加盐、鸡粉拌匀，制成蛋液。

2.锅中注入适量清水烧开，倒入胡萝卜、百合拌匀，煮至断生，捞出。

3.用油起锅，倒入蛋液炒匀，放入胡萝卜、百合炒匀，撒上葱花，炒出葱香味，关火后盛出即可。

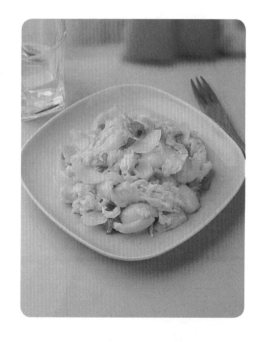

陈皮
——理气健脾

热量：278 千卡 /100 克

每日适用量：每次 3~9 克

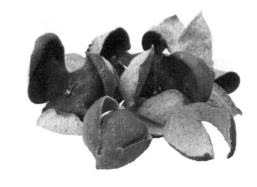

营养功效

陈皮有温胃散寒、理气健脾的功效，适合胃部胀满、消化不良、食欲不振、咳嗽多痰、高血压、心脏病、脂肪肝、急性乳腺炎等患者食用。

陈皮中的苦味素成分有助于食物的消化，可用于辅助治疗胃胀、消化不良等症；其挥发油、橙皮苷等成分对胃肠道有温和的刺激作用，可促进消化液的分泌，排出肠管内积气，增进食欲，尤其适合气血虚弱所致食欲不振者食用。

食用注意

陈皮可用来泡水、泡茶、煎煮、炖汤。忌与半夏、南星同用。

选购陈皮应注意，以皮薄、片大、色红、油润、质软、香气浓、味苦辛者为佳。

陈皮气味芳香，在日常生活中，也常被用来作为泡茶的材料，但不宜长时间饮用大量的陈皮茶饮，以免损伤元气。气虚、阴虚燥咳者不宜使用，吐血症患者慎服，且不适合单味使用。

这样搭配，吃出免疫力

陈皮 + 生姜	二者搭配食用有温中散寒的功效，对阳虚胃痛、胃及十二指肠溃疡等症有食疗作用。
陈皮 + 鸭肉	二者搭配食用有补气养血、补虚的功效。

陈皮雪梨瘦肉汤

🍚 **材料**：

雪梨120克，无花果20克，杏仁、川贝各10克，陈皮7克，瘦肉块350克，高汤适量，盐3克

🍲 **做法**：

1.洗净去皮的雪梨切开，去核，再切成块；泡好的陈皮刮去白色部分。

2.砂锅中注入高汤烧开，倒入瘦肉、无花果、杏仁、川贝、陈皮，搅拌均匀，盖上盖，以大火煮约15分钟，转至小火慢炖1~2小时至食材熟透。

3.揭开盖，加盐搅拌入味，盛出炖好的汤，装入碗中即可。

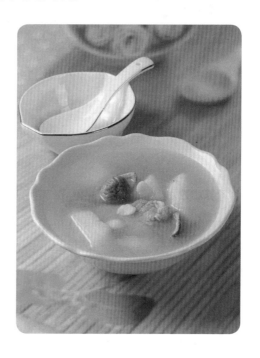

山楂陈皮茶

🍚 **材料**：

鲜山楂50克，陈皮10克，冰糖适量

🍲 **做法**：

1.将洗净的山楂去除头尾，再切开，去除果核，把果肉切成小丁块备用。

2.砂锅中注水烧开，撒上洗净的陈皮，倒入切好的山楂，盖上盖，煮沸后用小火煮约15分钟至食材析出有效成分，揭盖，加入适量冰糖拌匀。

3.用中火续煮至糖分完全溶化，关火后盛出煮好的陈皮茶，装入茶杯中即成。

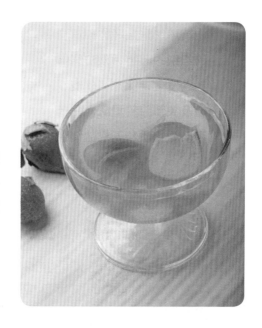

山药

——健脾养胃、补肺益气

| 热量：56 千卡 /100 克 |
| 每日适用量：每餐 100 克 |

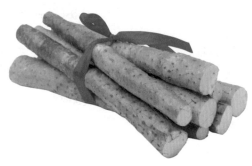

营养功效

山药能够供给人体大量的黏液蛋白，这是一种多糖蛋白质的混合物，对人体有特殊的保健作用，能预防心血管系统的脂肪沉积，保持血管的弹性，防止动脉粥样硬化的过早发生，减少皮下脂肪沉积，避免出现肥胖。

山药还能防止肝脏和肾脏中结缔组织的萎缩，预防结缔组织病的发生，保持消化道、呼吸道及关节腔的滑润。山药中的黏多糖物质与无机盐结合后可以形成骨质，使软骨的弹性增加；所含的消化酶有促进蛋白质和淀粉分解的作用。山药对于身体虚弱、精神倦怠、食欲不振、消化不良、虚劳咳嗽、遗精盗汗等患者来说，是一种营养补品。

食用注意

山药有收敛作用，不适宜大便燥结者、肠胃积滞者和感冒患者食用。

新鲜山药切开时会有黏液，极易滑刀伤手，可以先用清水加少许醋洗，这样可减少黏液。山药切片后需立即浸泡在盐水中，以防止氧化发黑。

这样搭配，吃出免疫力

| 山药 + 大枣 | | 山药有健脾补肺、益胃补肾的功效，大枣有益气补血的功效，二者搭配食用可健脾和胃、补血养颜。 |
| 山药 + 核桃 | | 山药健脾，核桃滋补肝肾、强健筋骨，二者搭配食用有补中益气、健脑、强身健体的功效。 |

山药大枣鸡汤

材料:

鸡肉400克，山药230克，大枣、枸杞、姜片各少许，盐适量，鸡粉2克，料酒4毫升

做法:

1.洗净去皮的山药切滚刀块；洗好的鸡肉切块，余水后捞出备用。

2.砂锅中注水烧开，倒入鸡肉块、山药块、大枣、姜片、枸杞，淋入料酒，盖上盖，用小火煮约40分钟。

3.揭开盖，加入少许盐、鸡粉搅拌均匀，略煮片刻至食材入味即可。

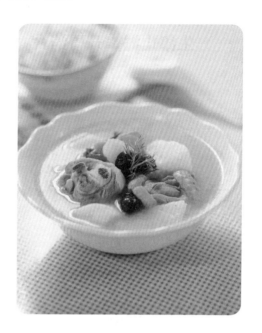

木耳山药

材料:

水发木耳80克，去皮山药200克，圆椒40克，彩椒40克，葱段、姜片各少许，盐2克，鸡粉2克，食用油、蚝油各适量

做法:

1.圆椒、彩椒切片；山药切片。

2.锅中注水烧开，倒入山药、木耳、圆椒、彩椒，煮片刻至断生，捞出。

3.用油起锅，倒入姜片、葱段爆香，放入蚝油，再放入山药、木耳、圆椒、彩椒炒匀。

4.加入盐、鸡粉，翻炒至入味即可。

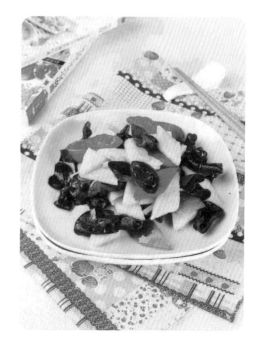

柠檬
——生津止渴、开胃消食

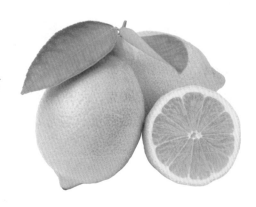

热量：35 千卡 /100 克
每日适用量：1 个

营养功效

柠檬富含维生素C、糖类、钙、磷、铁、维生素B₁、维生素B₂、烟酸、奎宁酸、柠檬酸、苹果酸、橙皮苷、柚皮苷、香豆精、高量钾元素和低量钠元素等营养成分，具有化痰止咳、生津、健脾、增强食欲的功效。在室内放置柠檬还能驱赶蚊虫，以防孩子被蚊虫叮咬，影响睡眠。

食用注意

切开后一次吃不完的柠檬，可以切片放在蜂蜜中腌渍，日后拿出来泡水喝；也可切片放在冰糖或白糖中腌渍，用来泡水喝。不过此类方法都要保证切口不沾水，否则很容易坏。

柠檬的酸性成分较多，胃溃疡、胃酸分泌过多及龋齿和糖尿病患者忌食。对于气郁体质者而言，多数因为其脾胃功能较差而导致气机郁结，食用柠檬后不利其缓解。

这样搭配，吃出免疫力

柠檬＋山楂	具有发汗泻火、健脾消食、美白养颜等功效，适合中老年人和更年期女性食用。
柠檬＋玫瑰花	泡茶饮用，有健胃消食、美容养颜的功效，非常适合女性食用。

猕猴桃柠檬汁

材料:

猕猴桃2个，柠檬1个

做法:

1.将猕猴桃去皮，切块；柠檬切开。

2.取榨汁机，选择搅拌刀座组合，倒入猕猴桃，注入少许纯净水，盖上盖，选择"榨汁"功能，榨取果汁，倒入杯中。

3.挤入几滴柠檬汁，摇匀即可。

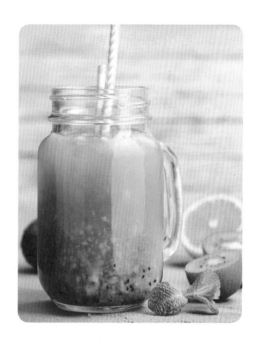

西瓜柠檬沙拉

材料:

西瓜半个，起司砖1块，柠檬半个，橄榄油20毫升，黑胡椒1克

做法:

1.将西瓜切成长条块，把瓜肉切成小正方体。

2.将起司切成厚块，改切成小正方体。

3.将起司块和西瓜块堆成魔方形状，倒入橄榄油、黑胡椒，再挤上柠檬汁即可。

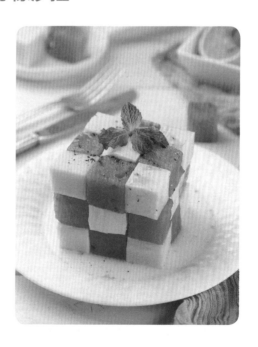

樱桃
——益气补血、健脑益智

热量：46 千卡 /100 克	
每日适用量：50 克	

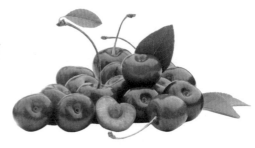

营养功效

樱桃含铁量很高，位于各种水果之首。而铁是合成人体血红蛋白、肌红蛋白的原料，在人体免疫、蛋白质合成及能量代谢等过程中发挥着重要的作用，同时也与大脑及神经功能、衰老过程等有着密切关系。常食樱桃可补充铁元素，促进血红蛋白再生，既可防治缺铁性贫血，又可增强体质、健脑益智。

樱桃有健脾和胃、生津止渴、调中益气、祛风透疹、美容润肤、延缓衰老等功效。可防治维生素C缺乏造成的牙龈出血、皱纹、色斑等。

食用注意

樱桃虽然有很高的营养价值和保健作用，但不可一次吃太多。

樱桃较易破损及变质，应轻拿轻放，放置于冰箱冷藏保存，并尽快吃完。

这样搭配，吃出免疫力

搭配		功效
樱桃 + 枸杞		枸杞具有滋补肝肾、益精明目的功效，与樱桃榨汁饮用，补肝肾的作用更加突出。
樱桃 + 桂圆		桂圆能益心脾、补气血，与樱桃搭配炖食，具有健脾补肾、养血安神的作用，可用于津液气血不足症。

樱桃鲜奶

🍙 **材料**：

樱桃90克，脱脂牛奶250毫升

🍲 **做法**：

1.洗净的樱桃去蒂，切成粒。

2.砂锅中注水烧开，倒入备好的牛奶拌匀，煮至沸，倒入切好的樱桃，拌匀，略煮片刻。

3.把煮好的樱桃牛奶盛出，装入碗中即可。

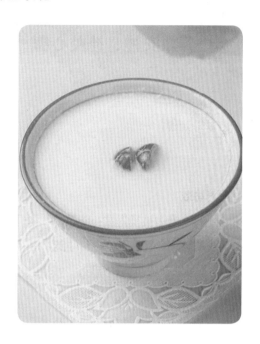

樱桃草莓水果丁

🍙 **材料**：

樱桃、草莓、猕猴桃、菠萝肉各80克，苹果70克

🍲 **做法**：

1.洗净的草莓对半切开；猕猴桃去皮切小块；菠萝肉切小块；苹果切开去籽，切成丁。

2.取杯子，摆放上水果即可。

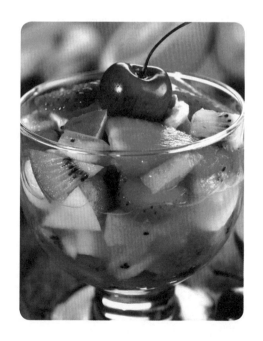

桂圆

——养血安神、补益心脾

热量：52 千卡 /100 克

每日适用量：3~9 克

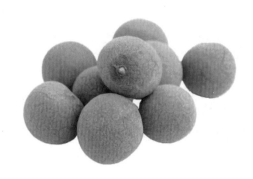

营养功效

桂圆自古被视为滋补佳品。清代著名医学家王士雄称赞桂圆为"果中神品，老弱皆宜"。

桂圆性平味甘，主要功用为"开胃益脾，养血安神，补虚长智"。《神农本草经》说它可治"五脏邪气、厌食，安志，除虫毒，久服强魂魄，聪明，轻身不老，通神明"。古有治疗思虑过度、劳伤心脾、健忘怔忡、虚烦不眠、自汗惊悸的"归脾汤"，就是用桂圆肉、炒酸枣仁、炙黄芪、焙白术、茯神各50克，木香、人参各25克，炙甘草12.5克，配制而成的。无病者食之则可补脾胃、助精神。

食用注意

桂圆可鲜食，也可制成罐头、桂圆膏、速冻桂圆或烘焙成桂圆干等。

痰多火盛、无食欲、腹胀、舌苔厚腻、大便滑泻，以及患有慢性胃炎的人不宜食用。

市售的桂圆以色金黄、肉厚、质细软、体大、半透明、气香、味甜、嚼之口感"起砂"者为佳。置于通风干燥处，防潮，防蛀。

这样搭配，吃出免疫力

桂圆 + 鸡蛋		有健脾养胃、益气补虚的作用，可治疗气血虚弱引起的头晕头疼。
桂圆 + 莲子		健脾养胃、养心安神，可缓解脾胃不和导致的失眠。

板栗桂圆粥

材料：

板栗肉50克，桂圆肉15克，大米250克

做法：

1.砂锅中注水，用大火烧热，倒入备好的板栗、大米、桂圆肉，搅匀。

2.盖上锅盖，煮开后转小火煮40分钟至食材熟透。

3.揭开锅盖，搅拌均匀，关火后将煮好的粥盛入碗中即可。

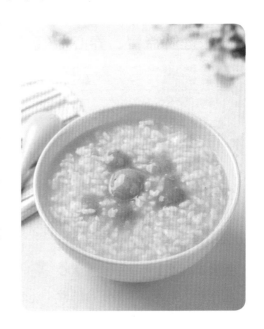

桂圆莲子银耳甜汤

材料：

桂圆肉30克，水发银耳100克，藕丁100克，葡萄干、大枣、莲子、薏米各15克，冰糖20克

做法：

1.洗好的银耳切成小块。

2.砂锅中注水烧开，放入桂圆肉、银耳、藕丁、葡萄干、大枣、莲子、薏米，用勺搅拌匀，改用小火，盖上盖，煮40分钟至食材熟软。

3.揭盖，放入冰糖，煮至溶化，搅拌匀，将煮好的糖水盛出，装入汤碗中即可。

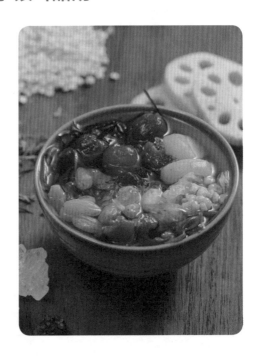

苹果

——健脾益胃、养心益气

热量：52 千卡 /100 克	
每日适用量：每日 1~2 个	

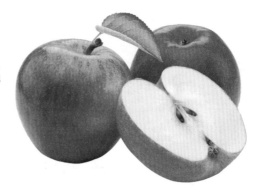

营养功效

苹果含果糖、葡萄糖、蔗糖和锌、钙、磷、铁、钾及维生素B₁、维生素B₂、维生素C和胡萝卜素等。苹果所含的营养既全面，又易被人体消化吸收，所以非常适合婴幼儿、老人和病人食用。多吃苹果有增强记忆力、提高智力的效果。

苹果还具有通便和止泻的双重作用，因为苹果中所含的纤维素能使大肠内的粪便变软；苹果含有丰富的有机酸，可刺激胃肠蠕动，促使大便通畅。另一方面，苹果中含有果胶，又能抑制肠道不正常的蠕动，使消化活动减慢，从而抑制轻度腹泻。

苹果中含有较多的钾，能与人体过剩的钠盐结合，使之排出体外。当人体摄入钠盐过多时，吃些苹果有利于维持体内电解质平衡。

食用注意

苹果富含糖类和钾盐，且其所含的果酸和胃酸混合后会加重胃的负担，因此胃寒者、糖尿病患者不宜食用。

苹果皮上可能会有残留的农药，最好削皮吃。不要在饭后马上吃水果，以免影响正常的进食及消化。

这样搭配，吃出免疫力

苹果 + 银耳		苹果有润肺健胃、生津止渴的功效，银耳有润肺止咳的功效，二者搭配食用，可达到润肺止咳的目的。
苹果 + 酸性食物		苹果是碱性食物，与鱼、肉、蛋等酸性食物同食，可维持酸碱平衡，增强体力和抗病能力。

———— 苹果炒蔬菜 ————

材料：

苹果200克，胡萝卜100克，土豆80
克，盐少许，生抽、食用油各适量

做法：

1.洗净的苹果切小块；土豆去皮，切
块；胡萝卜切块。

2.锅中注入适量清水烧开，放盐，倒
入胡萝卜、土豆，煮1分钟，捞出。

3.锅中倒入适量食用油，放入胡萝
卜、土豆炒匀，加入苹果，翻炒匀，
放入适量盐、生抽，翻炒均匀。

4.关火后把炒好的食材盛出，装入盘
中即可。

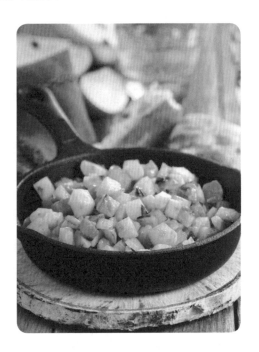

———— 苹果苦瓜汁 ————

材料：

苹果180克，苦瓜120克，食粉少许

做法：

1.锅中注水烧开，撒上少许食粉，再
放入洗净的苦瓜，搅拌匀，煮约半分
钟，捞出，切丁。

2.洗净的苹果去除果核，改切小块。

3.取榨汁机，倒入切好的食材，注入
少许矿泉水，盖上盖，使食材榨出汁
水，断电后倒出苦瓜苹果汁，装入杯
中即成。

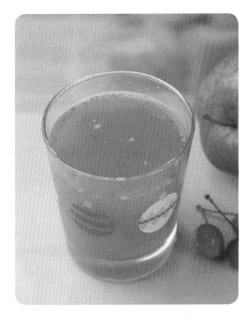

草莓
——清肺化痰、补虚补血

热量：30 千卡 /100 克
每日适用量：每次约 50 克

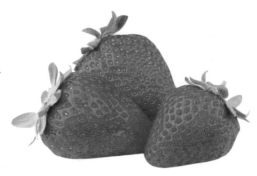

营养功效

草莓含有丰富的B族维生素、维生素C和铁、钙、磷等多种营养成分，是老少皆宜的上乘水果。草莓具有清肺化痰、补虚补血、健胃降脂、润肠通便等作用，适用于肺热咳嗽、积食腹胀、食欲不振、小便短少、暑热烦渴等。草莓中还含有一种胺类物质，对白血病、再生障碍性贫血等血液病也有辅助治疗作用。此外，草莓还富含鞣花酸，这是一种抗氧化物质，可保护细胞不受致癌物质的损伤，提高免疫力，美白牙齿和皮肤。

食用注意

好的草莓个头比较小，呈比较规则的圆锥形，颜色均匀，色泽红亮，味道清香。在选购草莓的时候，谨慎选择个头较大、形状过于奇怪的草莓。勿沾水，在 0~10℃的条件下保存。

这样搭配，吃出免疫力

草莓 + 葡萄		葡萄和草莓中都含有丰富的铁元素，二者一起食用可促进人体对铁的吸收，预防贫血。
草莓 + 芹菜		具有降压利尿、降糖消脂、防癌抗癌的功效。

草莓水果沙拉

材料：

葡萄80克，蓝莓30克，菠萝半个，西瓜100克，草莓50克，酸奶50克

做法：

1.洗净的草莓对半切开；洗好的葡萄摘取下来；西瓜切成丁；菠萝取出肉，留菠萝盅备用。

2.将酸奶倒入菠萝盅，摆放上葡萄、蓝莓、菠萝肉、西瓜、草莓，拌匀即可食用。

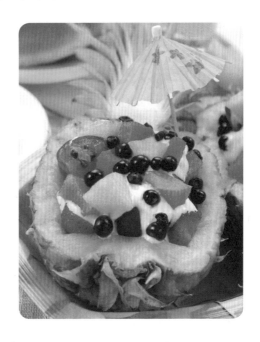

草莓土豆泥

材料：

草莓35克，土豆170克，牛奶50毫升，黄油、奶酪各适量

做法：

1.将洗净去皮的土豆切薄片，装入盘中，放入少许黄油；洗好的草莓剁成泥，备用。

2.蒸锅注水烧开，放入土豆片，用中火蒸10分钟，取出放凉。

3.把土豆片倒入碗中，捣成泥状，放入奶酪拌匀，注入少许牛奶。

4.取一个小碗，盛入拌好的材料，点缀上草莓泥即可。

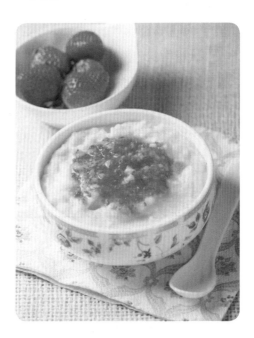

大枣

——补脾和胃、益气生津

热量：276 千卡 /100 克	
每日适用量：6~15 克	

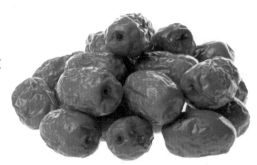

营养功效

大枣具有补脾和胃、益气生津、调营卫、解药毒的功效，因而常用于胃虚食少、脾弱便溏、气血津液不足、营卫不和、心悸怔忡等病症的治疗。大枣能促进白细胞生成，降低血清胆固醇，提高人血白蛋白，保护肝脏。

大枣中富含钙和铁，对女性防治骨质疏松和贫血有重要作用，对更年期女性和中老年人经常出现的骨质疏松，生长发育高峰期的青少年和女性贫血，都有理想的食疗作用。大枣中还含有芦丁，可软化血管、降低血压。

食用注意

龋齿疼痛、腹部胀满、便秘、消化不良、咳嗽、糖尿病等患者不宜常用。

优质的大枣皮色紫红，颗粒大而均匀、果形短壮圆整、皱纹少、痕迹浅、皮薄核小、肉质厚而细实。大枣应保存在阴凉干燥处，注意防潮防虫。

这样搭配，吃出免疫力

大枣 + 小麦		补血润燥、养心安神，对心烦失眠、血虚头晕有良好的调理作用。
大枣 + 花生		补血益气、滋阴，对气虚导致的头晕乏力有很好的食疗效果。

枸杞大枣粥

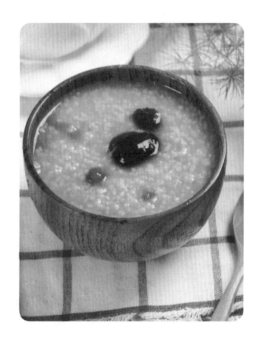

材料：

水发大米160克，枸杞10克，大枣20克，白糖少许

做法：

1.锅中注入适量清水烧热，倒入洗好的大米、大枣、枸杞，盖上盖，烧开后用小火煮40分钟。

2.揭盖，倒入白糖拌匀，用中火煮5分钟后盛出即可。

银耳大枣甜汤

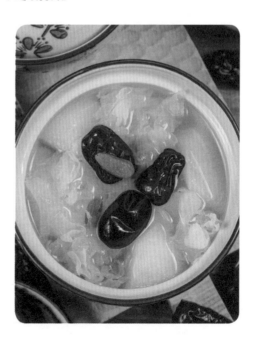

材料：

大枣20克，水发银耳120克，枸杞10克，冰糖30克，食粉适量

做法：

1.洗好的银耳切去黄色根部，切成小块。

2.锅中注水烧开，倒入银耳，放入少许食粉，拌匀，煮1分钟，捞出，沥干水分。

3.砂锅中倒入适量清水烧开，放入大枣、银耳、枸杞、冰糖，盖上盖，用小火煮30分钟即可。

核桃仁
——滋补肝肾、强健筋骨

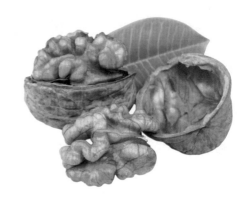

| 热量：627 千卡 /100 克 |
| 每日适用量：每日 10 克 |

营养功效

　　核桃富含蛋白质、脂肪、膳食纤维、钾、钠、钙、铁、磷等营养元素，丰富的膳食纤维可以刺激肠胃蠕动，防治便秘，同时加快粪便在肠内的运转速度，使致癌物与结肠黏膜的接触时间减少，从而达到预防结肠癌的目的，对于脾胃虚寒、便秘、食欲不振的人有食疗作用。

　　核桃仁性平、味甘，有滋补肝肾、强健筋骨之功效，适宜肾亏腰痛、肺虚久咳、气喘、便秘、健忘倦怠、食欲不振、腰膝酸软、气管炎、便秘、神经系统发育不良、神经衰弱、心脑血管疾病患者食用。不适宜肺脓肿、慢性肠炎患者食用。

食用注意

　　核桃可生食、熟食，或做药膳粥、煎汤、炖汤等食用。如果将核桃仁表面的薄皮剥掉，会损失掉一部分的营养，所以不要剥掉这层薄皮。

　　选购核桃应注意选个大、外形圆整、干燥、壳薄、色泽白净、表面光洁、壳纹浅而少者。

这样搭配，吃出免疫力

核桃仁 + 黑芝麻	核桃仁和黑芝麻混合食用，可增加皮脂分泌，改善皮肤弹性，保持皮肤细腻，延缓衰老。
核桃仁 + 芹菜	核桃仁有温补肺肾的功效，芹菜有平肝、利水消肿的功效，二者搭配食用可达到滋补肝肾的功效。

包菜拌核桃

材料：

包菜100克，冬瓜100克，核桃仁60克，盐、食用油各少许

做法：

1.包菜洗净切丝；冬瓜切片。

2.锅中注水烧开，放少许盐、食用油，再放入包菜、冬瓜煮熟，捞出装盘。

3.油锅烧热，放入核桃仁炸香，放在蔬菜盘中即可。

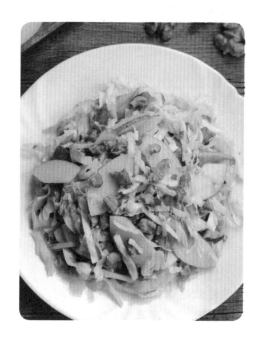

核桃蒸蛋羹

材料：

鸡蛋2个，核桃仁3个，红糖15克，黄酒5毫升

做法：

1.备一玻璃碗，倒入温水，放入红糖，搅拌至溶化。

2.备一空碗，打入鸡蛋，打散至起泡，往蛋液中加入黄酒，拌匀，倒入红糖水，拌匀，待用。

3.蒸锅中注水烧开，揭盖，放入处理好的蛋液，盖上盖，用中火蒸8分钟，揭盖，取出蒸好的蛋羹，撒上打碎的核桃末即可。

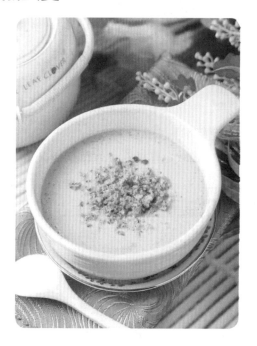

花生
——健脾益胃、增强记忆

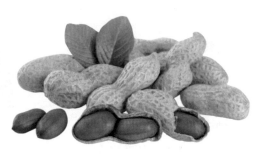

热量：563 千卡 /100 克	
每日适用量：30~200 克	

营养功效

花生是一种高蛋白的油料作物，其蛋白质含量可高达30％左右，营养价值可与动物性食品如鸡蛋、牛奶、瘦肉等媲美，且易于被人体吸收利用。花生仁中含有人体必需的8种氨基酸，且比例适宜；还含有丰富的脂肪、卵磷脂、维生素A、B族维生素、维生素E、维生素K，以及钙、磷、铁等元素。经常食用花生能起到滋补益寿的作用。

清代赵学敏在《本草纲目拾遗》中写到，花生仁"味甘气香，能健脾胃，饮食难消运者宜之"。花生具有开胃、健脾、润肺、祛痰、清喉、补气等功效，适用于营养不良、脾胃失调、咳嗽痰喘、乳汁缺乏等症。

食用注意

胆囊炎、慢性胃炎、慢性肠炎、脾虚便溏患者不宜食用。

花生米的红衣营养较多，最好不要去掉。

花生虽然营养丰富，但若保管不当，极易受潮霉变，产生致癌性极强的黄曲霉素，因此，已霉变的花生米不应再吃。

这样搭配，吃出免疫力

花生 + 排骨		排骨和花生同食，可以养血、清肺火，改善阴虚火旺所致的干咳、盗汗、手足心热、失眠、舌红等症状。
花生 + 芡实		搭配食用有调补脾胃、益气养血的功效。

核桃花生双豆汤

🍲 **材料**：

排骨块155克，核桃70克，水发红豆45克，花生米55克，水发眉豆70克，盐2克

🍵 **做法**：

1.锅中注水烧开，放入洗净的排骨块，汆煮片刻后捞出。

2.砂锅中注水烧开，倒入排骨块、眉豆、核桃、花生米、红豆拌匀，大火煮开后转小火煮3小时至熟。

3.揭盖，加入盐，稍稍搅拌至入味，关火后盛出即可。

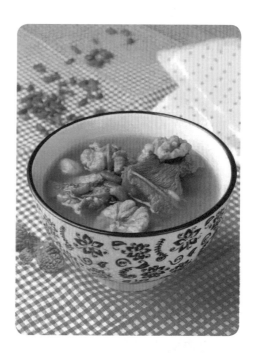

花生薏米豆浆

🍲 **材料**：

水发黄豆60克，薏米、花生各20克，白糖适量

🍵 **做法**：

1.把已浸泡8小时的黄豆、薏米、花生倒入豆浆机中，注入适量清水至水位线，开始打浆。

2.把煮好的豆浆倒入滤网，用汤匙搅拌，滤取豆浆，倒入杯中。

3.放入适量白糖，搅拌均匀至其溶化即可。

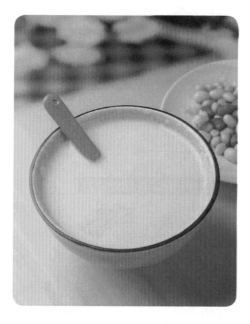

枸杞
——平补肝肾、益精补血

热量：258 千卡 /100 克

每日适用量：6~12 克

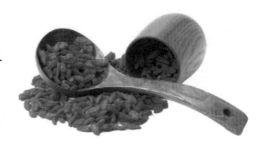

营养功效

枸杞有降低血压、降低胆固醇和防止动脉硬化形成的作用，改善肝功能，对于慢性肝炎、中心性视网膜炎、结核病、糖尿病、神经衰弱等症均有很好的防治作用。

枸杞有滋补肝肾、益精明目的功效，常用于虚劳精亏、腰膝酸痛、眩晕耳鸣、阳痿遗精、内热消渴、血虚萎黄、目昏不明。枸杞配熟地或女贞子可滋补肝肾精血；配何首乌可益精补血、平补肝肾；配黄精可滋阴养血。

食用注意

枸杞多为内服，既可以泡茶饮用，也可以搭配菜肴同食，还可以直接嚼食。一般认为直接嚼食有利于枸杞药效的发挥。脾虚泄泻者和感冒发热患者则不宜服用枸杞。

枸杞以粒大、肉厚、种子少、色红、质柔软者为佳。置阴凉干燥处，防闷热，防潮，防蛀。

这样搭配，吃出免疫力

枸杞 + 山药		适于调理肝肾阴虚、腰膝酸软、头晕目眩、目昏多泪、虚劳咳嗽、遗精、贫血等症。
枸杞 + 银耳		有补肾健脾、益气生津的功效，适合脾肾气虚、肝肾阴虚以及气阴两虚型慢性肾炎患者食用。

枸杞蒸芋头

材料：

芋头350克，枸杞20克，盐、鸡粉、食用油各少许

做法：

1.芋头去皮、洗净，切块，装入蒸盘中，放少许盐、鸡粉、食用油拌匀，放入枸杞，待用。

2.蒸锅上火烧开，放入蒸盘，盖上盖，用中火蒸约15分钟，至芋头熟透。

3.揭盖，取出蒸好的芋头，待稍微放凉后即可食用。

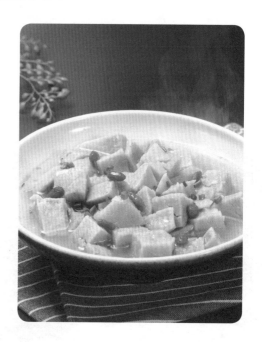

枸杞大枣炖鸡

材料：

鸡1只，大枣30克，枸杞10克，盐5克，姜丝适量

做法：

1.鸡洗净切块。

2.砂锅中加清水烧开后，加入姜丝、鸡肉、大枣、枸杞，小火炖1小时。

3.加盐调味即可。

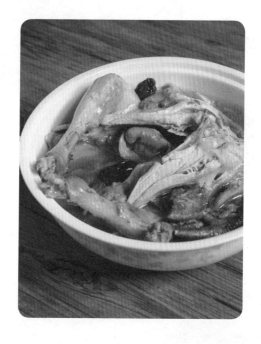

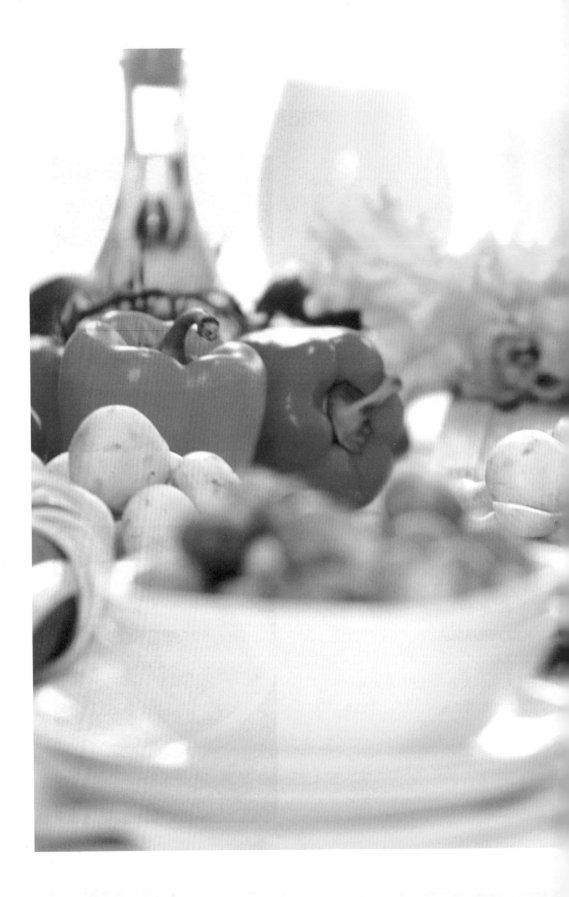

第**3**章

30 天营养师私房食单
吃出强大抗病力

研究表明，人要形成任何好习惯都至少要坚持21天。同样，良好的饮食习惯更是如此。饮食对增强免疫力非常重要，如果在生活中有意识地用一些养生保健的中药材搭配食材，做成营养美味的菜肴，在满足食欲的同时也能增强抗病能力，何乐而不为呢？选择自己喜欢的营养餐单，为全家人带来美味与健康。

Day1 补气健脾，提升免疫力

黄芪人参粥

原料：炙黄芪30~60克，人参3~5克（或党参15~30克），白糖少许，大米100~150克

做法：

1. 将人参、黄芪切为薄片，用冷水浸泡半小时，入砂锅煮沸，再改用小火煎成浓汁，取汁后，再加冷水如上法煎取二汁，去渣。

2. 将一、二次煎药液合并，分两份于每日早晚同大米适量煮粥，待粥熟后调入白糖，稍煮即可。亦可将人参研粉，调入黄芪粥中食用。

枸杞蒸鲫鱼

原料：鲫鱼1条，枸杞20克，生姜、葱、盐、料酒各适量

做法：

1. 将鲫鱼洗净宰杀后，用姜丝、葱花、盐、料酒等腌渍入味。

2. 将泡发好的枸杞均匀地撒在鲫鱼身上。

3. 再将鲫鱼上火蒸6~7分钟至熟即可。

山药排骨煲

原料：山药100克，排骨250克，胡萝卜1个，生姜5克，盐4克

做法：

1. 排骨洗净，砍成段；胡萝卜、山药均去皮洗净，切成小块。

2. 锅中加油烧热，下入姜片爆香后，加入排骨后炒干水分。

3. 再将排骨、胡萝卜、山药一起放入煲内，以大火煲40分钟后，加盐调入味即可。

Day2 补血活血，调理贫血、失眠

阿胶桂圆人参粥

原料：阿胶15克，桂圆肉10颗，人参3克，红豆适量，大米100克，白糖8克

做法：

1. 大米泡发洗净；人参、桂圆肉洗净；红豆洗净，泡发；阿胶打碎，以小火烊化备用。

2. 锅置火上，注适量清水后，放入大米、红豆，用大火煮至米粒开花。

3. 放入人参、桂圆肉、阿胶搅匀，用小火煮20分钟，放白糖调味即可。

阿胶牛肉汤

原料：阿胶粉15克，牛肉100克，米酒20毫升，生姜10克，红糖适量

做法：

1. 将牛肉洗净，去筋切片。

2. 牛肉片与生姜、米酒一起放入砂锅，加适量水，用小火煮30分钟。

3. 再加入阿胶粉，并不停地搅拌，至阿胶粉溶化后加入红糖，搅拌均匀即可关火。

益气养血茶

原料：绞股蓝15克，枸杞子适量，红糖适量

做法：

1. 将绞股蓝、枸杞子、红糖放入杯中，冲入沸水后加盖。

2. 茶水稍温后即可饮用。可反复冲泡至茶味渐淡。

Day3 固肾补虚，积蓄能量

肾气乌鸡汤

原料：熟地15克，山茱萸10克，山药15克，丹皮10克，茯苓10克，泽泻10克，牛膝8克，乌鸡腿1只，盐1小匙

做法：

1. 将鸡腿洗净，剁块，放入沸水汆烫，去掉血水。

2. 将鸡腿及所有的药材盛入煮锅中，加适量水至盖过所有的材料。

3. 以大火煮沸，然后转小火续煮40分钟左右，加盐调味，即可取汤汁饮用。

板栗猪腰汤

原料：板栗仁50克，猪腰100克，大枣、姜各适量，盐3克

做法：

1. 将猪腰洗净，除去白色筋膜；大枣洗净；姜洗净，去皮切片。

2. 锅内注水烧热，入猪腰汆去表面血水，倒出洗净。

3. 用砂锅装水，在大火上滚开后放入猪腰、板栗、姜片、大枣，以小火煲2小时后调入盐即可。

山药排骨煲

原料：鸡蛋1个，去心莲子9克，芡实9克，山药9克，冰糖适量

做法：

1. 芡实、山药、莲子分别用清水洗净，备用。

2. 将莲子、芡实、山药放入锅中，加入适量清水熬成药汤。

3. 加入鸡蛋煮熟，汤内再加入冰糖即可。

Day4 敛肺固表，提高人体抗病能力

黄芪蔬菜汤

原料：黄芪15克，西蓝花300克，番茄1个，新鲜香菇3朵，韭菜花100克，猪红150克，盐5克

做法：

1. 西蓝花切小朵；番茄切块；香菇对切。

2. 黄芪加4碗水煮开，转小火煮10分钟，再加入番茄和香菇续煮15分钟；加入西蓝花、韭菜花、猪红，转大火煮滚，加盐调味即可。

浮小麦黑豆茶

原料：黑豆、浮小麦各30克，莲子、黑枣各7颗，冰糖少许

做法：

1. 将黑豆、浮小麦、莲子、黑枣均洗净，放入锅中，加水1000毫升，大火煮开，转小火煲至熟烂。

2. 调入冰糖搅拌溶化即可，代茶饮用。

蛤蜊炖蛋

原料：蛤蜊250克，鸡蛋3个，葱6克，盐6克，鸡精3克

做法：

1. 蛤蜊洗净，下入开水锅中煮至开壳，取出洗净泥沙。

2. 鸡蛋打入碗中，加入调味料搅散。

3. 将蛤蜊放入鸡蛋中，入蒸锅蒸10分钟即可。

Day5 疏肝解郁，抛去烦恼忧愁

大米决明子粥

原料：决明子15克，大米100克，盐2克，葱8克

🍲 做法：

1. 大米泡发洗净；决明子洗净；葱洗净，切花。
2. 锅置火上，倒入清水，放入大米，以大火煮至米粒开花。
3. 加入决明子煮至粥呈浓稠状，调入盐拌匀，再撒上葱花即可。

鱼头豆腐汤

原料：鳙鱼鱼头200克，水豆腐250克，姜片、盐、鸡精、葱花各5克，味精3克，胡椒粉2克，香油3毫升

🍲 做法：

1. 鱼头洗净剁块，水豆腐洗净切成块。
2. 油锅烧热，下入鱼头煎干，再炒香姜片，加水，加盐、味精、胡椒粉、鸡精、豆腐煮至入味。
3. 待汤熬至乳白色时起锅装碗，淋入香油，撒入葱花即可。

柴胡疏肝茶

原料：柴胡5克，绿茶3克

🍲 做法：

1. 将柴胡和绿茶洗净，放入杯中。
2. 冲入沸水后加盖闷10分钟，等茶水稍温后即可饮用。
3. 可反复冲泡至茶味渐淡。

Day6 运脾化湿，使精力充沛

藿香大米粥

原料：藿香叶10克，大米100克，盐2克

做法：

1. 将大米淘洗干净，再置于清水中浸泡半小时后捞出沥干水分备用；藿香叶洗净，切碎。

2. 锅置火上，倒入清水，放入大米，以大火煮开。

3. 再以小火煮至浓稠状，加藿香叶同煮片刻，调入盐拌匀即可。

紫苏叶砂仁鲫鱼汤

原料：紫苏叶、砂仁各10克，枸杞叶500克，鲫鱼1条，橘皮、姜片、盐、味精、麻油各适量

做法：

1. 紫苏叶、枸杞叶洗净切段；鲫鱼处理干净；砂仁洗净，装入棉布袋中。

2. 将所有材料和药袋一同放入锅中，加水煮熟。

3. 去药袋，加味精，淋麻油即可。

蒜香蚕豆

原料：新鲜蚕豆500克，大蒜10克，盐3克，香油5毫升

做法：

1. 将蚕豆洗净，下入沸水中煮熟，捞出装盘。

2. 大蒜去皮，洗净剁成蓉。

3. 将蒜蓉与盐、香油一起拌匀，淋在蚕豆上，拌至入味即可。

Day7 养肝护肝，清除身体毒素

首乌鸡肝汤

原料：何首乌15克，鸡肝50克，荷兰豆5片，生姜1小块，盐2克

做法：

1. 鸡肝剔去肥油、血管等杂质，洗净，沥干，切大片。

2. 荷兰豆撕去边丝，洗净；姜洗净，切丝。

3. 何首乌放入煮锅，加4碗水以大火煮开，转小火续煮15分钟，转中火让汤汁再沸，放入鸡肝煮熟，放入荷兰豆和姜丝，加盐调味即可。

大枣带鱼粥

原料：陈皮10克，大枣15克，糯米50克，带鱼50克，葱花15克，姜末10克，香油15毫升，盐5克

做法：

1. 糯米洗净，泡水30分钟；带鱼洗净切块，沥干水分；大枣泡发。

2. 陈皮、大枣、糯米加适量水大火煮开，转用小火煮成粥。

3. 加入带鱼煮熟，再拌入香油和盐，装碗后撒上葱花、姜末即可。

党参枸杞猪肝汤

原料：党参、枸杞各15克，猪肝200克，盐适量

做法：

1. 将猪肝洗净切片，余水后备用。

2. 将党参、枸杞子用温水洗净后备用。

3. 净锅上火倒入水，将猪肝、党参、枸杞子一同放进锅里煲至熟，用盐调味即可。

Day8 养心安神，维持机体功能

玉竹煮猪心

原料：猪心500克，玉竹10克，姜片、盐、卤汁、白糖、味精、香油各适量

做法：

1. 玉竹洗净，切成节，用水浸泡；将猪心剖开洗净，煮到六成熟时捞出。

2. 将猪心、玉竹放在卤汁锅内，用小火煮熟后捞起。

3. 猪心切片后与玉竹、姜片一起放入碗内，在锅内加卤汁适量，再放入盐、白糖、味精和香油加热成浓汁，将浓汁淋在猪心上即可。

酸枣仁莲子茶

原料：干莲子1/2杯，酸枣仁10克，清水800毫升，冰糖2大匙

做法：

1. 干莲子泡水10分钟；酸枣仁放入棉布袋内备用。

2. 将莲子沥干水分后放入锅中，放入酸枣仁后，加入清水，以大火煮沸，再转小火续煮20分钟，关火。

3. 加入冰糖搅拌至溶化，滤取茶汁即可（莲子亦可食用）。

香蕉莲子汤

原料：香蕉2根，莲子30克，蜂蜜适量

做法：

1. 将莲子去心，洗净，泡发备用；香蕉去皮，切段备用。

2. 先将莲子放入锅中，加水适量，煮至熟烂后，放入香蕉，稍煮片刻即可关火，待汤稍微冷却后放入蜂蜜搅拌即可。

Day9 清热解毒，排出毒素

薏苡仁煮土豆

原料：薏苡仁50克，土豆200克，料酒10克，姜5克，葱10克，盐3克

做法：

1. 将薏苡仁洗净，去杂质；土豆去皮，切块；姜拍松，葱切段。

2. 将薏苡仁、土豆、姜、葱、料酒同放炖锅内，加水，置大火上烧沸。

3. 转小火炖煮35分钟，加入盐调味即成。

山楂荷叶泽泻茶

原料：山楂10克，荷叶5克，泽泻10克，冰糖10克

做法：

1. 山楂、泽泻冲洗干净。

2. 荷叶剪成小片，冲净。

3. 将山楂、荷叶、泽泻放入锅中，加500毫升水以大火煮开，转小火续煮20分钟，加入冰糖，煮至溶化即成。

茯苓豆腐

原料：豆腐500克，茯苓30克，香菇、清汤、盐、料酒、淀粉各适量

做法：

1. 豆腐挤压出水，切成小方块，撒上盐；香菇切成片。

2. 将豆腐块下入高温油中，炸至金黄色。

3. 清汤、盐、料酒倒入锅内烧开，加淀粉勾成白汁芡，下入炸好的豆腐、茯苓、香菇片炒匀即成。

Day10 祛湿化邪，使身体气机通畅

砂仁豆芽瘦肉汤

原料：砂仁8克，猪瘦肉220克，水发冬菇100克，胡萝卜35克，黄豆芽30克，盐6克

做法：

1. 将猪肉洗净切块；水发冬菇、胡萝卜切块；黄豆芽洗净。

2. 锅上火倒入水，调入盐，先下入猪肉、水发冬菇、胡萝卜、黄豆芽煲至熟。

3. 再将砂仁放入锅中，煮5分钟即可关火。

陈皮飘香鸡

原料：仔鸡500克，陈皮45克，干椒25克，姜15克，生抽、盐各适量

做法：

1. 仔鸡洗净剁成块；姜切片，干椒切段；陈皮用水洗净。

2. 锅中放油烧热，下入陈皮、姜片、干椒炒出香味。

3. 加入鸡块翻炒，注入适量清水，烧10分钟，加生抽、盐调味即可。

苦瓜陈皮煲排骨

原料：苦瓜200克，排骨175克，陈皮8克，葱、姜各2克，盐6克，胡椒粉5克

做法：

1. 将苦瓜洗净，去籽切块；排骨洗净，斩块氽水；陈皮洗净备用。

2. 煲锅上火倒入水，调入葱、姜，下入排骨、苦瓜、陈皮煲至八成熟。

3. 调入胡椒粉和盐即可。

Day11 健脾养胃，增强消化功能

生姜猪肚粥

原料：猪肚120克，大米80克，生姜30克，盐3克，生抽、料酒各5毫升，味精、香油、葱花各适量

🍲 做法：

1. 生姜洗净，去皮，切末；大米淘净，浸泡半小时；猪肚洗净，切条，加生抽、料酒腌渍10分钟。

2. 锅中注水，放入大米煮沸，下入腌好的猪肚、姜末，中火熬煮至米粒开花。

3. 改小火熬至粥浓稠，加盐、味精调味，滴入香油，撒上葱花即可。

山楂麦芽猪腱汤

原料：猪腱、山楂、麦芽各适量，盐2克

🍲 做法：

1. 山楂洗净，切开去核；麦芽洗净；猪腱洗净，斩块。

2. 锅中水烧开，将猪腱余去血水，取出洗净。

3. 砂锅内注水用大火烧开，下入猪腱、麦芽、山楂，改小火煲2.5小时，加盐调味即可。

白术党参茯苓粥

原料：大枣5颗、党参、白术、茯苓各15克，甘草3克，薏米50克

🍲 做法：

1. 将大枣、薏米洗净，大枣去核，备用。

2. 将白术、党参、茯苓、甘草洗净，加入4碗水煮沸后，以慢火煎成2碗，过滤取出药汁。

3. 向煮好的药汁中加入薏米、大枣，以大火烧开，再转入小火熬煮成粥，加入适量的调味料即可。

Day12 濡养脾胃，润肠通便

山楂苹果大米粥

原料：山楂干20克，苹果50克，大米100克，冰糖5克

做法：

1. 大米洗干净，用清水浸泡；苹果洗净切小块；山楂干用温水稍泡后洗净。

2. 锅置火上，放入大米煮至八成熟，放入苹果、山楂干、冰糖煮20分钟即可。

鸡内金山药炒甜椒

原料：新鲜山药150克，鸡内金、天花粉各10克，甜椒60克，食用油、盐各适量

做法：

1. 锅中烧开水，放入鸡内金、天花粉煮3分钟，滤取药汁备用。

2. 山药去皮，切薄片；甜椒切片。

3. 炒锅倒入食用油加热，放入所有材料翻炒2分钟，倒入药汁，盖上锅盖，用大火焖煮约2分钟，打开锅盖，加入盐调味，拌匀即可食用。

白萝卜炖排骨

原料：猪排250克，白萝卜200克，葱段、姜片、料酒、花椒、盐各适量

做法：

1. 猪排剁成小块，余水，捞出冲洗干净；白萝卜去皮，切块。

2. 锅中注水烧开，放入猪排、葱段、姜片、料酒、花椒，用中火炖煮90分钟，捞出，放入白萝卜，炖15分钟。

3. 加盐调味即成。

Day13 抗菌消炎，增强抗病能力

三黄粥

原料：黄连16克，黄柏12克，黄芩10克，粳米100克，白糖适量

做法：

1. 分别将黄连、黄柏、黄芩用清水冲洗干净后备用；然后将其一同入锅煎汁，煎好后去渣留汁备用。

2. 将粳米淘洗干净，然后将药汁和粳米一同入锅煮粥，至粥好时加入白糖拌匀即可。

天山雪莲金银花煲瘦肉

原料：瘦肉300克，天山雪莲、金银花各10克，干贝、山药各适量，盐5克

做法：

1. 瘦肉洗净，切件；天山雪莲、金银花、干贝洗净；山药洗净，去皮，切块。

2. 将瘦肉放入沸水中过水，取出洗净。

3. 将瘦肉、天山雪莲、金银花、干贝、山药放入锅中，加入清水，用小火炖2小时，加盐调味即可。

绿豆金银花粥

原料：绿豆、金银花各50克，粳米100克，黄连、地肤子各10克，白糖适量

做法：

1. 先将绿豆洗净后浸泡半天；粳米淘洗干净，备用。

2. 金银花、黄连、地肤子洗净，加水煎汁，取汁备用。

3. 取药汁与淘洗干净的粳米、绿豆一同煮粥，待粥熟烂后加入白糖即可。

Day14 祛瘀止痛，促进血液循环

川芎当归黄鳝汤

原料：川芎10克，当归12克，桂枝5克，大枣5颗，黄鳝200克，盐适量

做法：

1. 将川芎、当归、桂枝洗净；大枣洗净，浸软，去核；将黄鳝剖开，去除内脏，洗净，入开水锅内稍煮，捞起过冷水，刮去黏液，切长段。

2. 将全部材料放入砂煲内，加清水适量，大火煮沸后，改小火煲2小时，加盐调味即可。

五灵脂红花炖鱿鱼

原料：五灵脂9克，红花6克，鱿鱼200克，姜、葱、盐各5克，料酒10毫升

做法：

1. 把五灵脂、红花洗净；鱿鱼洗净，切块；姜切片，葱切段。

2. 把鱿鱼放在蒸盆内，加入盐、料酒、姜、葱、五灵脂和红花，注入清水150毫升，放入蒸锅内，用大火蒸35分钟即成。

三七炖乌鸡

原料：当归20克，三七8克，乌鸡肉250克，盐5克

做法：

1. 当归、三七洗净，三七砸碎，当归切成片。

2. 乌鸡肉洗净，斩块，放入开水中煮5分钟，取出过冷水。

3. 将当归、乌鸡块、三七一起放入锅中，加水适量，大火煮开，转小火续煮2小时，加盐调味即可。

Day15 滋阴润肺，预防烦躁咳嗽

雪梨银耳瘦肉汤

原料：雪梨500克，银耳20克，猪瘦肉500克，大枣11颗，盐5克

做法：

1. 雪梨去皮洗净，切成块；猪瘦肉洗净，入开水中汆烫后捞出。

2. 银耳浸泡，去除根蒂部，撕成小朵，洗净；大枣洗净。

3. 向砂锅内倒入1600毫升清水，煮沸后加入全部食材，大火煲开后，改用小火煲2小时，加盐调味即可。

天冬米粥

原料：天门冬25克，大米100克，白糖3克

做法：

1. 大米泡发洗净；天门冬洗净。

2. 锅置火上，倒入清水，放入大米，以大火煮开。

3. 加入天门冬，煮至粥呈浓稠状，调入白糖拌匀即可。

石榴鲜奶甘蔗汁

原料：石榴1个，甘蔗250克，鲜奶100毫升，葡萄干20克

做法：

1. 将甘蔗洗净，压汁；石榴去皮，留果肉备用；葡萄干洗净备用。

2. 将石榴果肉压汁，与甘蔗汁、鲜奶、葡萄干一起放入锅内，加入30毫升凉开水，煮热后即可饮用。

Day16 清心泻火，养足精气神

葛根荷叶田鸡汤

原料：鲜葛根120克，荷叶15克，田鸡250克，盐、味精各3克

做法：

1. 将田鸡洗净，切小块；葛根去皮，洗净，切块；荷叶洗净切丝。
2. 把全部用料一起放入煲内，加清水适量，大火煮沸，小火煮1小时。
3. 下盐、味精调味即可。

洋葱炒芦笋

原料：洋葱150克，芦笋200克，盐3克，植物油、味精各少许

做法：

1. 芦笋用清水洗净，切成斜段备用；洋葱用清水洗净，切成片备用。
2. 锅洗净，置于火上，注入适量清水，以大火烧开，下入芦笋段稍焯后捞出沥水。
3. 锅中加适量植物油烧热，下入洋葱爆香后，再下入芦笋稍炒，加入盐、味精炒匀即可。

葱白大枣鸡肉粥

原料：大枣10颗，葱白10克，鸡肉100克，香菜10克，生姜10克，粳米100克

做法：

1. 将粳米、生姜、大枣洗净；鸡肉洗净切粒备用。
2. 将上四味放入锅中煮半小时左右。
3. 至粥成，再加入葱白、香菜，调味即可。

Day17 补虚壮阳，养一身正气

杜仲牛肉

原料：杜仲20克，枸杞15克，牛肉500克，料酒2汤匙，姜片、葱段各少许，鸡汤、盐各适量

做法：

1.将牛肉洗净，放在热水中汆烫一下，去掉血水，备用。

2.将杜仲和枸杞、姜片、葱段用水冲洗一下，然后和牛肉一起放入锅中，加适量鸡汤、料酒，大火煮沸后转小火将牛肉煮至熟烂，拣去杜仲、姜片和葱段，加盐调味即可。

鲍汁鲜竹焖海参

原料：鲜腐竹200克，水发海参200克，冬菇50克，炸蒜子6只，姜片、葱、盐、味精、白糖、鸡精、蚝油、老抽各适量

做法：

1.锅中放入水，下入姜片、葱、海参煨入味待用；腐竹煎至两面金黄。

2. 起锅爆香姜葱，下入鲜腐竹、海参、冬菇略焖，再下入所有调味料焖至入味后装盘即可。

核桃拌韭菜

原料：核桃仁300克，韭菜150克，猪油15克，白糖、白醋、盐、香油各适量

做法：

1.核桃仁用开水泡涨，剥去皮；韭菜用温开水洗净，切成3厘米长的段备用。

2.锅内入猪油，待油烧至七成热时，下入核桃仁炸成浅黄色后捞出。

3.在另一只碗中放入韭菜、白糖、白醋、盐、香油，拌入味，和核桃仁一起装盘即成。

Day18 养肾藏精，提高免疫力

龟板杜仲猪尾汤

原料：龟板25克，炒杜仲30克，猪尾600克，盐2小匙

🍲 做法：

1. 猪尾剁段洗净，氽烫捞起，再冲洗一次。

2. 龟板、炒杜仲洗净。

3. 将上述材料盛入炖锅，加6碗水以大火煮开，转小火炖40分钟，加盐调味即可。

黄精牛筋煲莲子

原料：黄精10克，莲子15克，蹄筋500克，生姜、盐、味精各适量

🍲 做法：

1. 莲子泡发；黄精、生姜洗净。

2. 蹄筋切块，入沸水氽烫。

3. 煲中加入清水烧沸，放入蹄筋、莲子、黄精、生姜片煲2小时，加盐、味精调味即可。

山药黑豆粥

原料：山药30克，薏米30克，大米60克，黑豆、玉米粒各适量，盐2克，葱8克

🍲 做法：

1. 大米、薏米、黑豆均泡发洗净；山药、玉米粒均洗净，再将山药切成小丁；葱洗净，切花。

2. 锅置火上，倒入清水，放入大米、薏米、黑豆、玉米粒，以大火煮至开花。

3. 加入山药丁煮至浓稠状，调入盐拌匀，撒上葱花即可。

Day19 温经通脉，提高抗寒能力

排骨桂枝汤

原料：排骨350克，桂枝20克，盐少许，味精3克，高汤适量

做法：

1. 将排骨洗净切块，余水。

2. 桂枝洗净，备用。

3. 净锅上火倒入高汤，调入盐、味精，放入排骨、桂枝煲至熟即可。

独活当归粥

原料：独活25克，当归20克，生姜15克，粳米100克，蜂蜜适量

做法：

1. 将独活、当归、生姜洗净，待干。

2. 独活、当归、生姜水煎1小时，取汁与粳米煮粥，临熟时调入蜂蜜。

胡椒猪肚汤

原料：猪肚1个，蜜枣5颗，胡椒15克，盐、生粉各适量

做法：

1. 猪肚加盐、生粉搓洗，用清水漂洗干净。

2. 将洗净的猪肚入沸水中余烫，刮去白膜后捞出，将胡椒放入猪肚中，以线缝合。

3. 将猪肚放入砂煲中，加入蜜枣，再加入适量清水，大火煮沸后改小火煲2小时，猪肚拆去线，加盐调味，取汤和猪肚食用。

Day20 乌发明目，心情舒畅

芝麻润发汤

原料：乌骨鸡300克，大枣4颗，黑芝麻50克，盐适量

做法：

1. 乌骨鸡洗净，切块，氽烫后捞起备用；大枣洗净。

2. 将乌骨鸡、大枣加黑芝麻和1500毫升水，以小火煲约2小时，再加盐调味即可。

胡萝卜大枣猪肝汤

原料：猪肝200克，胡萝卜300克，大枣10颗，食用油、盐、料酒各适量

做法：

1. 胡萝卜洗净，去皮切块，放油略炒后盛出；大枣洗净。

2. 猪肝洗净切片，用盐、料酒腌渍，放油略炒后盛出。

3. 把胡萝卜、大枣放入锅内，加足量清水，大火煮沸后以小火煲至胡萝卜熟软，放猪肝再煲沸，加盐调味即可。

白芍蒺藜山药排骨汤

原料：白芍10克，白蒺藜5克，山药250克，香菇3朵，竹荪15克，排骨1000克，盐2小匙

做法：

1. 排骨剁块，放入沸水氽烫，捞起冲洗；山药切块；香菇去蒂，冲净，切片。

2. 竹荪以清水泡发，去伞帽、杂质，沥干，切段；排骨盛入锅中，放入白芍、白蒺藜，加水至没过材料，以大火煮开，转小火续炖20分钟。

3. 加入山药、香菇、竹荪续煮10分钟，再加盐调味即可。

Day21 滋阴润肤，抗衰老

益气润肤汤

原料：土茯苓25克，胡萝卜600克，鲜马蹄10粒，木耳20克，盐少许

🍲 做法：

1. 将所有材料洗净，胡萝卜、鲜马蹄去皮切块；木耳去蒂洗净，切小块。

2. 将备好的材料和2000毫升水放入砂锅中，以大火煮开后转小火煮约2小时。

3. 再加盐调味即可。

蜜橘银耳汤

原料：银耳20克，蜜橘200克，白糖150克，水淀粉适量

🍲 做法：

1. 将银耳水发后放入碗内，上笼蒸1小时取出。

2. 蜜橘剥皮去筋，成净蜜橘肉；将汤锅置旺火上，加入适量清水，将蒸好的银耳放入汤锅内，再放蜜橘肉、白糖煮沸。

3. 沸后用水淀粉勾芡。待汤见开时，盛入汤碗内即成。

荞麦大枣羹

原料：大枣30克，桂圆肉50克，荞麦100克，白糖30克

🍲 做法：

1. 荞麦洗净泡发；桂圆肉、大枣均洗净。

2. 砂锅中加水，烧开，下入荞麦、桂圆肉、大枣，先用大火煮开，再转小火煲40分钟。

3. 起锅前，调入白糖，搅拌均匀即可食用。

Day22 祛痘降火，保护皮肤

夏枯草黄豆脊骨汤

原料：夏枯草20克，黄豆50克，猪脊骨700克，蜜枣5颗，姜5克，盐5克

 做法：

1. 夏枯草洗净，浸泡30分钟；黄豆洗净，浸泡1小时。

2. 猪脊骨斩件，洗净，飞水；蜜枣洗净；姜切片。

3. 将1600毫升清水放入砂锅内，煮沸后加入以上所有原材料，大火煲滚后，改用小火煲2小时，加盐调味即可。

薏仁焕彩茶

原料：绿茶5克，薏仁粉4克

做法：

1. 将薏仁粉炒熟。

2. 将绿茶倒入杯中，冲入开水后，加入炒熟的薏仁粉即可。

马蹄鲜藕茅根汤

原料：鲜白茅根50克，马蹄、鲜藕各200克，盐少许

做法：

1. 将马蹄、鲜藕洗净，去皮，切块；白茅根洗净，切碎备用。

2. 锅内加适量水，放入马蹄块、藕块、白茅根，大火烧沸。

3. 改用小火煮20分钟，加盐调味即可。

Day23 排毒瘦身，促进身体代谢

茯苓白萝卜排骨汤

原料：排骨180克，白萝卜50克，茯苓30克，鸡精0.5克，味精0.5克，盐1克

做法：

1. 将排骨斩成块，洗净余水；白萝卜切块。

2. 将所有原材料放入盅内，用中火蒸2小时。

3. 最后放入调味料即可。

冬瓜瑶柱汤

原料：冬瓜200克，瑶柱20克，虾30克，草菇10克，高汤适量，姜10克，盐5克，味精3克，鸡精1克

做法：

1. 冬瓜去皮，切成片；瑶柱泡发；草菇洗净，对切。

2. 虾剥去壳，挑去泥肠洗净；姜去皮，切片。

3. 锅上火，爆香姜片，下入高汤、冬瓜、瑶柱、虾、草菇煮熟，加入调味料即可。

决明子柠檬茶

原料：决明子5克，柠檬半个

做法：

1. 将决明子洗净，柠檬洗净切片，放入杯中，冲入沸水后加盖闷泡10分钟。

2. 去渣，等茶水稍温后即可饮用。

3. 可反复冲泡至茶味渐淡。

Day24 健脑益智，增强脑部活力

天麻炖猪脑

原料： 猪脑300克，天麻15克，葱2棵，姜1块，枸杞10克，大枣5克，盐、味精、胡椒粉、高汤各适量

做法：

1. 猪脑洗净，去血丝；葱洗净切段；姜去皮切片。
2. 锅中注水烧开，放入猪脑氽烫，捞出沥水。
3. 高汤倒入碗中，加入所有原材料，调入调味料，隔水炖2小时即可。

茯苓糙米鸡

原料： 鸡半只，葱3根，姜1小块，茯苓10克，山药10克，松子1汤匙，大枣5颗，糙米半碗

做法：

1. 鸡洗净，氽烫去血水。葱分别切段、切葱花。
2. 烧开一小锅水，放入所有材料，大火煮5分钟后以小火慢炖约30分钟即关火，食用前撒入松子、葱花即可。

腰果鸡丁

原料： 腰果200克，鸡肉150克，红椒1个，葱10克，盐5克，味精3克，食用油适量

做法：

1. 将鸡肉洗净切成丁；红椒洗净切成丁；葱切圈。
2. 锅中加油烧热，下入腰果炸至香脆。
3. 原锅内加入红椒丁、葱圈和鸡丁炒熟后，调入调味料即可。

Day25 宣肺散寒，调和心肺

香菇炖杏仁

原料：水发香菇150克，杏仁50克，青豆30克，盐、味精、酱油、白糖、水淀粉、麻油、花生油、高汤各适量

做法：

1. 水发香菇去杂质洗净，沥干水分；杏仁洗净，下油锅略炸。

2. 炒锅烧热，放入花生油，放入香菇和杏仁、青豆略煸炒。

3. 加盐、白糖、高汤、酱油、味精，烧沸后改小火，炖至入味，用水淀粉勾芡，淋麻油即成。

甘草蛤蜊汤

原料：蛤蜊500克，陈皮、桔梗、甘草各5克，盐适量，姜3片

做法：

1. 蛤蜊用少许盐水泡至完全吐沙。

2. 锅内放入适量水，放入陈皮、桔梗、甘草，煮至开后改小火煮25分钟。

3. 再放入蛤蜊，煮至蛤蜊张开，加入姜片及盐调味即可。

豆豉葱姜粥

原料：糙米100克，黑豆豉、葱、红辣椒、姜各适量，盐、香油各少许

做法：

1. 糙米洗净，泡发半小时；红辣椒、葱洗净切圈；姜洗净，切丝；黑豆豉洗净。

2. 锅置火上，注入适量清水，放入糙米煮至米粒绽开。

3. 再放入黑豆豉、红椒、姜丝，用小火煮至粥成，加盐调味，滴入香油，撒上葱花即可食用。

Day26 强筋壮骨，浑身充满力量

肉桂煲虾丸

原料：虾丸150克，瘦猪肉50克，生姜15克，肉桂5克，薏米25克，盐、味精各适量

做法：

1. 虾丸对半切开；瘦猪肉切小块；生姜洗净拍烂；肉桂洗净；薏米淘净。

2. 将以上材料放入砂锅，待锅内水开后，先用中火炖1小时，然后再用小火炖1小时，放入少许熟油、盐和味精即可。

鹿茸黄芪煲鸡汤

原料：鸡500克，瘦肉300克，鹿茸片20克，黄芪20克，生姜10克，盐5克

做法：

1. 将鹿茸片放入清水中洗净；黄芪洗净；生姜去皮，切片；瘦肉切成厚块。

2. 将鸡洗净，斩成块，放入沸水中余去血水后，捞出。

3. 锅内注水烧开，下入所有材料，小火煮3小时，加盐调味即可。

黑豆猪皮汤

原料：猪皮200克，黑豆50克，大枣10颗（去核），盐、鸡精各适量

做法：

1. 猪皮刮干净，或者可用火炙烤去毛，入开水余烫后，待冷却之后切块。

2. 黑豆、大枣分别用清水洗净，泡发半小时，放入砂锅里，煲至豆烂。

3. 加猪皮煲半小时，直到猪皮软化，便可加入适量盐、鸡精，用勺子搅拌均匀即可。

Day27 镇静安眠，睡眠好，身体好

远志菖蒲鸡心汤

原料：鸡心300克，胡萝卜1根，远志15克，菖蒲15克，葱适量，盐2小匙，棉布袋1只

做法：

1. 将远志、菖蒲装在棉布袋内，扎紧。

2. 鸡心余烫，捞起，备用；葱洗净，切段。

3. 胡萝卜削皮洗净，切片，与步骤1中准备好的材料先下锅加4碗水煮汤，以中火滚沸至剩3碗水，加入鸡心煮沸，下葱段、盐调味即成。

莱菔子萝卜汤

原料：莱菔子15克，猪尾骨半根，萝卜1个，玉米1根，盐适量

做法：

1. 猪尾骨洗净后以开水余烫；莱菔子、萝卜、玉米均洗净。

2. 锅中加清水煮开，放入莱菔子煮沸，加入猪尾骨同煮15分钟。

3. 将萝卜、玉米切块，加入猪尾骨锅中续煮至熟，加盐调味即可。

金瓜百合甜点

原料：百合50克，金瓜250克，白糖10克，蜂蜜15克

做法：

1. 金瓜洗净，先切成两半，然后用刀在瓜面切锯齿形状的刀纹。

2. 百合洗净，逐片削去黄尖，用白糖拌匀，放入勺状的金瓜中，放入锅中，煮开后转小火，约蒸煮8分钟即可。

3. 熟后取出，淋上备好的蜂蜜即可。

Day28 温补阳气，增强抗病能力

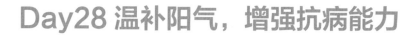

人参鹌鹑蛋

原料：人参7克，黄精10克，鹌鹑蛋12个，盐、白糖、味精、麻油、料酒、水淀粉、高汤、葱末、姜末、酱油、醋各适量

做法：

1. 将人参、黄精煎成药汁。

2. 一半鹌鹑蛋煮熟，另一半用麻油炸熟。

3. 葱末、姜末炝锅，将调料兑成汁，与药汁、鹌鹑蛋一同入锅翻炒，淋麻油即可。

核桃枸杞蒸糕

原料：核桃50克，枸杞15克，糯米粉3杯，糖适量

做法：

1. 核桃切成小片，备用；枸杞洗净、泡发，备用。

2. 糯米粉加糖水拌匀，糖水与糯米粉的比例要合适，这样才能揉成糯米饼，备用。

3. 锅中加水煮开，将加了糖的糯米饼移入锅中，蒸约10分钟，将核桃、枸杞撒在糕面上，继续蒸10分钟至熟即可。

香蕉蜂蜜牛奶

原料：牛奶200克，香蕉半根，橙子半个，蜂蜜10克

做法：

1. 香蕉、橙子去皮，与蜂蜜一起放入果汁机内搅拌。

2. 待搅至黏稠状时，冲入热牛奶，再搅拌10秒钟。

3. 待温度适宜后即可食用。

Day29 生津止渴，轻松拥有好胃口

乌梅银耳鲤鱼汤

原料：鲤鱼300克，银耳100克，乌梅6颗，食用油、盐各适量，姜3片，香菜少许

做法：

1. 鲤鱼去鳞，去内脏，清洗干净；起油锅，放入姜片，煎至香味出来后，再放入鲤鱼，煎至金黄。

2. 银耳泡发，切成小朵，同鲤鱼一起放入炖锅，加水适量。

3. 加入乌梅，以中火煲1小时，待汤色转成奶白色，加盐调味，最后撒上香菜即可。

桑葚猕猴桃奶

原料：桑葚80克，猕猴桃1个，牛奶150毫升

做法：

1. 将桑葚洗干净。

2. 猕猴桃洗干净，去掉外皮，切成大小适合的块。

3. 将桑葚、猕猴桃放入果汁机内，加入牛奶，搅拌均匀即可。

葡萄干大枣汤

原料：大枣15克，葡萄干30克

做法：

1. 葡萄干洗净，备用。

2. 大枣去核，洗净。

3. 锅中加适量水，大火煮沸，先放入大枣煮10分钟，再下入葡萄干煮至枣烂即可。

Day30 芳香理气，健脾胃

羊肉草果豌豆粥

原料：羊肉100克，草果15克，豌豆50克，大米80克，盐3克，味精2克，生姜汁5毫升，香菜适量

做法：

1. 草果、豌豆洗净；羊肉洗净，切片；大米淘净，泡好。

2. 大米放入锅中，加适量清水，大火煮开，下入羊肉、草果、豌豆，改中火熬煮。

3. 用小火将粥熬出香味，加盐、味精、生姜汁调味，撒上香菜即可。

佛手元胡猪肝汤

原料：佛手、元胡各9克，制香附、甘草各6克，猪肝100克，盐、姜丝、葱花各适量

做法：

1. 将药材洗净；猪肝洗净，切片。

2. 将药材放入锅内，加适量水煮沸，再用小火煮15分钟左右。

3. 加入猪肝片，放适量盐、姜丝、葱花，熟后即可食用。

山楂饼

原料：山楂15克，鸡内金7克，山药粉、麦粉各70克

做法：

1. 将山楂和鸡内金研成细末，与麦粉、山药粉拌匀后加水，做成麦团，捏成饼，放到油锅里煎至两面金黄。

2. 每日吃1~2个。

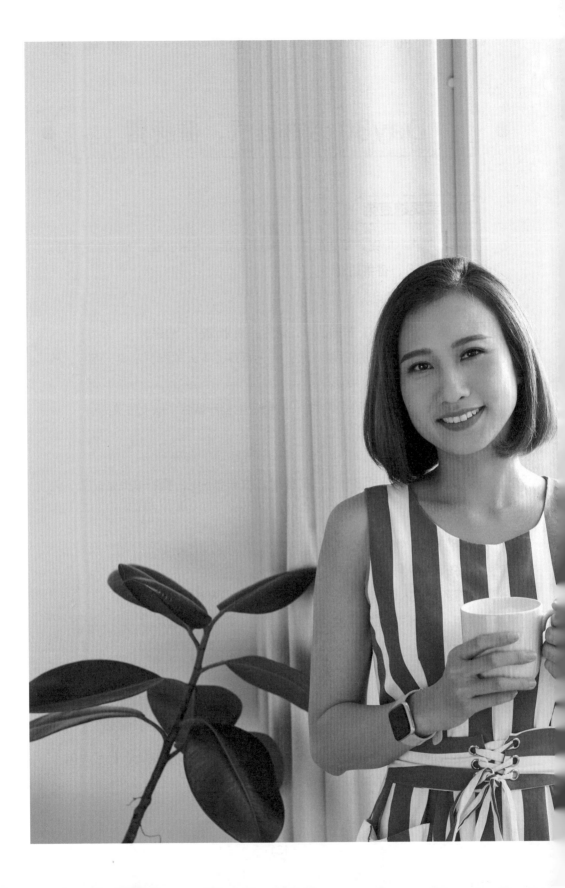

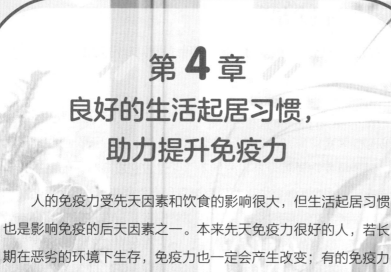

第 **4** 章
良好的生活起居习惯，
助力提升免疫力

　　人的免疫力受先天因素和饮食的影响很大，但生活起居习惯也是影响免疫的后天因素之一。本来先天免疫力很好的人，若长期在恶劣的环境下生存，免疫力也一定会产生改变；有的免疫力较差的人，生活在适宜的环境中，并经过多方面的调理，免疫力也会得到很大的提升。

起居有常，饮食有节

起居坚持"四个早"

想要保护并且提升自己的免疫力，这"四早"原则非常关键。

◆ 早睡

"早睡早起身体好"是无数人实践的结果，有一定的科学道理。睡眠主要靠大脑分泌的褪黑素来诱导，它的分泌非常有规律，在白天，血中褪黑素的浓度极低，到了黑夜则显著升高，凌晨2~3点时达到最高峰。随着褪黑素分泌量的逐渐减低，睡眠逐渐变浅，直到早晨我们自然醒来。

正常睡眠由深睡眠和浅睡眠构成，两者交替出现，只有深睡眠才是有效睡眠，对消除疲劳、恢复体力起到重要作用，但它在每昼夜的总睡眠时间里仅占15%左右。人在夜间0~4点之间容易获得深睡眠，正常成年人一般在入睡60分钟后才会进入第一次深睡眠。因此，建议没有睡眠障碍的成年人在晚上10点半前开始进行睡前准备工作，比如洗漱、放松、上床，保证11点前入睡，1小时后顺利进入深睡眠状态，以保证良好的睡眠质量。

熬夜不仅会影响睡眠，也会对其他活动产生影响。如果前一天熬夜，胃肠失调失序，人第二天就会没有食欲。而且我们的生理时钟错乱，早上成了晚上，饮食习惯当然跟着不正常。饮食不正常，肠胃就会出问题，容易积存废气、毒素，导致我们第二天早晨起床时打不起精神，浑身懒散，而且胃口也不好。所以，想要让身体正常运转，最好早睡。

◆ 早起

"早起的鸟才有虫子吃。"通常，早起的人比夜猫子拥有更快乐的心理感受，年龄越大越明显。因为早起不仅能振奋精神、舒缓情绪、清醒头脑、提高工作效率，还能加快代谢、提升免疫力，让人保持好气色。早睡早起的人情绪更稳定，精力更充沛，解决问题也更顺利，处事更谨慎。所以，早起会让你幸福感更强，生活满意度更高。

而且，清晨是那么的安静祥和。这是一天中最美好的时间，你可以尽情享受这平静时光，可以用来思考、阅读、呼吸，带来一天的好心情和好状态。

◆ 吃早餐

其实，吃不吃早餐和运不运动一样，可能是一种习惯，可能是一种观念，也可能是一种整体生活形态的体现。但是，不吃早餐造成的不良影响既深且广，包括从对胃肠的伤害到患慢性病，甚至还会导致心神不宁、身材走样，所以大家对早餐一定要重视。

如果我们饥肠辘辘地开始一天的工作，这会让血液中的糖分降低，低血糖会促进生长激素的分泌；然后在午餐摄取大量的食物，使得生长激素的分泌更旺盛，脂肪组织就会不断增加。如果持续这种生活方式，脂肪便会持续地蓄积。长此以往带来的后果不仅是肥胖，更是内分泌失调、免疫力下降。因为如果不吃早餐就开展一天的工作，身体为了取得动力，就必须动用甲状

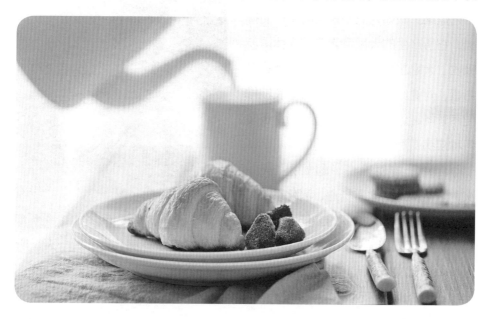

腺、副甲状腺、脑下垂体之类的腺体去燃烧组织，除了易造成腺体功能亢进之外，更容易使人们患慢性病。还有些人不吃早餐就进行剧烈运动，这更不可取。

经常不吃早餐的人，往往都会有胃肠方面的问题。早餐的英文单词是"breakfast"，本来就是"解除一夜禁食"的意思，晚餐以后不进食，如果第二天直到中午才进食，胃长期处于空荡荡的状态，容易造成胃炎、胃溃疡。

而且，不吃早餐还会影响人的心理。不吃早餐容易让人心神不宁，精神较不稳定，有歇斯底里的现象；而吃过早餐的人，情绪非常安定温和。

所以，那些常年不吃早餐的人，尤其是年轻人，一定要记得自己也有老去的那一天，一定不要忘记不吃早餐对整个身体机能的影响。不管从哪个角度来看，我们都要养成吃早餐的好习惯。哪怕醒来时已是9点、10点，晚吃也比不吃好。

◆ 排早便

"一日不排便，胜抽三包烟"，宿便的危害讲得怎么夸张都不过分。它就像腐肉一样又臭又脏，在我们的大肠内盘踞。假如人们不能及时将宿便排出，它所产生的大量毒素会被人体重新吸收。大家想想看，身体吸收了那么多毒素，对健康会有好处吗？假如长期排便不顺畅，就会降低人体免疫力，诱发各种疾病，严重危害人体健康。

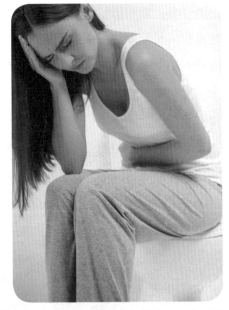

而对于排便来说，最好是1天一次，它对保持消化道畅通、消化系统保健是非常有利的。排便的最佳时间是清晨，这样可以把前一天产生的废物统统清除掉，开始充满活力的新一天。所以，早晨起来我们可以先喝一杯温开水帮助肠胃蠕动，也帮着它顺利排便，排出毒素。

饮食牢记"四个五"

《黄帝内经》强调"食五谷以养人"，认为精是人体各种活动的基础，而人禀受的精气就来自五谷。五谷可以起到益五脏、厚肠胃、实肌体、强力气的作用。根据食物的种类，《黄帝内经》将饮食概括为"五谷为养、五果为助、五菜为充、五畜为益"。虽然和现代人的分法略微不同，但也说明了人体需要多方面的营养，只有做到饮食的多样化与合理全面的调配，才能保持营养的平衡。

《黄帝内经·素问·藏气法时论》说："五谷为养，五果为助，五畜为益，五菜为充，气味合而服之，以补精益气。"认为粮谷、果品、蔬菜、肉类等是饮食的主要组成部分。

五谷为养

"五谷为养"是指以粳米、小豆、麦、大豆、黄黍等谷物作为养育人体的主食，成为维持生命机体的基本食物或基本营养。五谷现在泛指各种主食食粮，一般统称为粮食作物，或者称为"五谷杂粮"，包括谷类（如水稻、小麦、玉米等）、豆类（如大豆、蚕豆、豌豆、红豆等）、薯类（如红薯、土豆）以及其他杂粮。五谷所含的营养成分主要是糖类，其次是植物蛋白质，脂肪含量不高。古人把豆类作为五谷是符合现代营养学观点的，因为谷类蛋白质缺乏赖氨酸，豆类蛋白质缺少蛋氨酸，谷类、豆类一起食用，能起到蛋白质相互补益的作用。

五果为助

"五果为助"是指以桃、李、杏、栗、枣等多种鲜果、干果作为生命机体营养的补助。五果在这里泛指水果和瓜果食品，是平衡饮食中不可缺少的辅助食品。水果含有丰富的维生素、微量元素和膳食纤维，还有一

部分植物蛋白质。五果尽量生吃，才能保证养分中的维生素不受烹调的破坏。鲜果加工成干果，便于运输和储存，虽然水溶性维生素有损失，但蛋白质与糖类反而因脱水而增多。硬果类如花生、核桃、瓜子、杏仁、栗子，所含蛋白质类似豆类，可弥补谷类蛋白质的不足。

五菜为充

"五菜为充"是指以葵、韭、薤、藿、葱等蔬菜作为生命机体营养的补充。这里泛指植物蔬菜类，蔬菜类食物富含多种微量元素、维生素、纤维素等，也是一种不可缺少的辅助食品。既有增强食欲、帮助消化和补充营养的作用，又有防便秘、降血脂、降血糖和防肠癌的作用。

五畜为益

"五畜为益"是指牛、羊、豕（猪）、犬、鸡之类的动物性食物作为生命机体营养的补益，在这里泛指肉食类及海产品。这些高蛋白、高脂肪、高能量的食物是人体生长、修复组织及增强抗病能力的重要营养物质。肉类食物含有丰富的氨基酸，可以弥补植物蛋白质的不足。

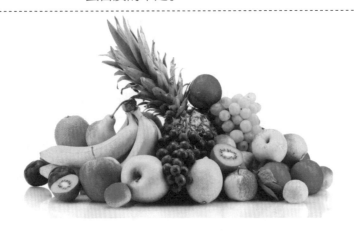

运动是提升免疫力的良方

最佳运动时间

对于健康而言，无论从什么年龄开始运动都有效，有时间多锻炼，没时间少锻炼，只要动起来就好，哪怕只是一招一式。不过到底什么时候锻炼好，这是一个有争议的问题。

首先，运动的时间应该安排在空腹时。人在空腹时，体内糖的储备已经很少，机体消耗的热量主要由脂肪氧化供应。如果进餐后运动，机体消耗的热量主要由食物中的糖氧化分解供应，体内脂肪分解很好，但无助于降低血脂。

其次，运动锻炼的时间和内容十分重要，要打破传统的"晨练"，内容上也不是"专门"的锻炼。把握住这两点，就可达到长期预防高血脂的目的。运动的适宜时间是晚饭后或晚饭前2小时，此时运动可以消耗晚饭摄取的能量。但是，饭后短时间内应避免运动。一是刺激肠胃，吃饱晚饭后进行运动，会给肠胃带来机械性刺激，使肠胃内容物左右、上下震动，可能引发呕吐、胃痉挛等症状；二是血流分配紊乱，吃饱饭后消化器官需要大量血液消化吸收，全身肌肉在运动时也需要大量血液参与，于是就会夺取消化器官的血液量，导致消化吸收功能紊乱，这种紊乱既影响运动效果，又危害机体；三是影响运动效果，人体进食后，体内副交感神经易受到抑制，此时机体若要锻炼，运动效果会打折扣；饭后胰岛素分泌上升，可抑制脂肪的分解，能量的来源就受到限制。由于脂肪分解少，减肥运动也不宜在这时进行。有研究发现，高强度运动可在饭后2小时进行；中等强度运动应该安排在饭后1小时进行；低强度运动则在饭后半小时进行最合理。据此可以推出几个最优运动时间段：早晨时段，晨起至早餐前；上午时段，早餐后2小时至午餐前；下午时段，午餐后2小时至晚餐前；晚间时段，晚餐后2小时至睡前。

其实，各时段运动都有利弊，如早晨时段，人体进行剧烈运动时，可促使交感神经兴奋起来，这种急速变化可使机体产生一系列变化，并影响全天精神状态，对健康有害。另外，这个时段血糖正处于低水平，运动会消耗大量的血糖，容易导致低血糖的症状。而在上下午时段运动则又受上班、工作、家务等客观因素的影响。不过，总的来说，锻炼的时间还是在每天下午的4~6时为宜，黄昏7~8时最佳。下午4~6时，人体生物钟处于最佳状态，精力较旺盛，运动后即可以从晚饭和睡眠中获得必需的营养和充分的休息，有利于体质的增强。但是切记不可饭后立刻运动，也不可饭后剧烈运动。运动前后应有10~15分钟的准备和整理活动，每次运动的时间不应少于30分钟。另外，运动还应尽量避开中午温度最高和半夜湿度最大的时刻。所以，专家提倡傍晚锻炼，但在晚间时段，要注意运动强度，强度过高会使交感神经兴奋，妨碍入睡。

锻炼的内容以自然化、兴趣化的慢性运动为主，如散步、慢跑、玩球、跳绳、游戏等户外活动。因为慢性运动是有氧运动，有利于减少皮下脂肪。慢性运动适应消化和循环特点，降低血脂效果最佳。

运动的注意事项

血脂异常人群在运动健身时应在运动处方的指导下科学地进行。选择合适的运动方式是获得良好锻炼效果的前提。能够改善身体机能的运动方式有许多种，如走跑锻炼、打乒乓球、打羽毛球、玩柔力球、游泳、骑自行车、跳绳、打太极拳、扭秧歌、登山、进行力量练习等，但它们并不都能使血脂异常得到有效改善。其中，走跑锻炼是调节血脂异常的一种有效运动，可作为首选的调脂运动方式。走跑锻炼的形式包括走或跑，其动作要求为：抬头挺胸收腹，双眼平视，肩部放松，肘部弯曲约90°，并随走跑节奏前后摆动。

运动强度要合理

血脂异常人群要通过锻炼获得较好的调脂效果，必须注意采用合适的运动强度。运动强度过小，得不到锻炼效果；运动强度过大，可能会诱发心脏病，甚至出现意外事故。所以在制订运动处方时，一定要确定合理的运动强度。进行走跑锻炼时，运动强度不是影响血脂异常改善效果的主要因素，低强度的走跑锻炼就可收到较好的改善血脂异常的作用，而中等强度的走跑锻炼并不能带来更多的有益性改变。每次锻炼的持续时间比运动强度更为重要，较为全面的血脂状况改善要在较长的锻炼周期（6个月）后才能出现。因此，锻炼要持之以恒。根据研究，走跑锻炼的运动强度为最大心率的50％~60％。

运动时间要适量

根据研究，每次锻炼的有效运动时间应达到30~60分钟，锻炼前应有5~10分钟的准备活动，锻炼后应有5~10分钟的整理活动。准备活动可以改善关节的活动幅度，降低肌肉韧带的黏滞性，提高心肺功能以适应将要开始的运动；整理活动则有助于调整心率和血压恢复到接近安静时的水平，促进疲劳的消除。

每次锻炼的有效运动时间达到30分钟，即可有效改善血脂异常，达到60分钟则效果更好。故建议血脂异常患者在按上述运动处方锻炼时，在身体能够承受的情况下，适当加长运动时间，以获得更好的血脂改善效果。

每天锻炼1次，每周锻炼5天。中老年人由于机体代谢水平降低，疲劳后恢复的时间延长，因此运动频率可视情况增减。

运动频率要均匀

另外，感冒时最好不要运动；锻炼过程中，如果出现胸闷、头晕等不适症状，应减慢速度，逐渐停下来；雨天、雪天锻炼时应注意减小步幅、减慢速度，防止因滑倒而受伤；夏季锻炼出汗多，需要注意水分和盐分的补充。锻炼后可少量多次喝些淡盐水和低糖水，以防止身体因缺乏矿物质而发生抽筋。

健康者、无严重并发症的高脂血症患者、低HDL-胆固醇血症患者均可参加一般体育锻炼。合并有轻度高血压、糖尿病和无症状性冠心病及肥胖的患者，可在医生指导下进行适量的运动。高脂血症患者合并下列疾病时禁止运动：急性心肌梗死急性期；不稳定型心绞痛；充血性心力衰竭；严重的室性和室上性心律失常；重度高血压；严重糖尿病；肝、肾功能不全。

其他

高脂血症患者合并下列疾病时应尽量减少运动量，并在医疗监护下进行运动：频发室性早搏和心房颤动；室壁瘤；肥厚型梗阻性心肌病、扩张型心肌病和明显的心脏肥大；未能控制的糖尿病；甲状腺功能亢进；肝、肾功能损害。

高脂血症患者合并完全性房室传导阻滞、左束支传导阻滞、安装固定频率起搏器、劳力性心绞痛、严重贫血、严重肥胖以及应用洋地黄或β-受体阻滞剂等药物时也应该谨慎地进行运动。

体育锻炼应采取循序渐进的方式，不应操之过急，超出自己的适应能力，加重心脏负担。运动量的大小以不发生主观症状（如心悸、呼吸困难或心绞痛等）为原则。

运动疗法必须有足够的运动量并持之以恒，轻微而短暂的运动对高血脂、低HDL-胆固醇血症以及肥胖患者而言不能达到治疗的目的。只有达到一定运动量，对血清脂质才能产生有益的作用并减轻肥胖患者的体重。

有氧运动消耗脂肪，促进心肺代谢功能

有资料表明，运动中能消耗的血浆中的三酰甘油的数量是极为有限的，但是运动疗法的确可以降低血中的三酰甘油和总胆固醇含量，并可升高血中高密度脂蛋白的水平。至于运动疗法为什么能有这样的作用，目前研究并不多，可能在于慢性的、长期的运动能使机体在新的条件下达到新的稳态，从而使机体的自我调节能力增强，包括对血脂的自我调节能力也随之增强有关。

运动能够增加体内能量消耗，如走路、跑步或游泳的能量消耗可以是静坐的几倍到几十倍。研究数据表明，当体力活动消耗达到每天1000千焦或每周5496~7002千焦时，运动后不再加餐摄入额外热量，就能使体重减轻、脂肪减少。有氧运动，其消耗的能量是由体内储备糖和脂肪氧化供应。与其他运动形式相比，进行中小强度有氧运动可以消耗最大量脂肪。

长期进行中等或中小强度运动还能为我们带来更多的健康效益：增强肺活量，控制高血压（可降低收缩血压约10毫米汞柱），调整脂肪代谢，防止动脉硬化。而且，运动还对预防糖尿病有所帮助，运动可以加强骨骼肌肉的脂代谢和糖代谢，稳定血糖和胰岛素水平。

运动开始阶段，能量主要来自血糖的分解，到运动的后期才开始动用体内脂肪的氧化，所以要达到健身防病效果的最佳活动量应为每天30~60分钟的中等强度活动，能量消耗600~1670千焦之间，如果将这样的运动量分成3次，每次10多分钟也可以。

跑步

跑步是一项非常普遍的运动，可以强健骨骼和肌肉，对于燃烧脂肪也有非常大的帮助。

养成易于燃脂的好体质。跑步是一项有氧运动，通过跑步，我们能提高肌力，令肌肉量适当地恢复正常水平，同时提高体内的基础代谢水平，加速脂肪的燃烧，养成易瘦体质。

让身材更紧致年轻。跑步需要姿势正确，能美体塑形，能让下垂的臀部变得圆翘，跑步时摆臂又能锻炼胸廓周围的肌肉，就算瘦，也能变得前凸后翘。

同时，坚持跑步还可以预防疾病。定期跑步能提高心肺功能，降低疾病的风险。

平均计算，跑步一小时可以燃烧2500千焦的热量。但是一定要注意跑步姿势，最好有专业教练进行纠正，错误的跑步姿势会对膝关节有极大损害。所以，我们更建议慢跑，慢跑每小时可以燃烧1600千焦的热量。

快走

快走是最容易执行，且最容易坚持的运动。快走对于器材的要求也不高，一双运动鞋足矣。与跑步相比，快走更容易协调身体各关节和肌肉组织，也不容易导致身体或者膝盖受伤，对心脏不好或者过度肥胖的人来说，是很友好的运动方式。

快步走除了可以强筋健骨、提高机体运动功效、预防骨质疏松、增进胃肠蠕动、防治便秘、加速能量消耗、减肥瘦身、保持体形之外，还能增强心肺功能、调节改善血脂。有研究表明，成年人每天步行30分钟，可增加热量消耗30%，每天步行1千米，每月可减少约0.3千克的脂肪，对需要减肥的人非常有用。

游泳

游泳最大的功效当数燃烧脂肪，而且游泳需要全身的配合，可以让身体彻底活跃起来。游泳过程中虽然不会出现大汗淋漓的感觉，但是全身的肌肉都在受到锻炼，真正在燃烧热量，是促进新陈代谢非常有效的方法。惊喜的是，不管什么样的游泳姿势，一个小时能燃烧1670~2500千焦的热量。

跳绳

跳绳这项运动，从运动量上说，持续跳绳10分钟，与慢跑30分钟或跳健美操20分钟所消耗的热量相当。所以，跳绳也是一种能在短时间内消耗大量热量的有氧运动。

如果是初学者，前2天，仅在原地跳1分钟即可；2天后即可连续跳2分钟；循序渐进，3个月后可连续跳上10分钟；半年后每天可实行"系列跳"，这样循序渐进。但是，体重基数太大的人不适合此项运动，会伤膝盖。

爬楼梯

若在日常生活中能够多利用楼梯来运动，也是很有利于减肥瘦身的。爬楼梯30分钟，就可以消耗1100千焦的热量，相当于慢跑800~1500米。出门、回家如果不赶时间，多爬楼梯；如果楼层太高，可以乘电梯到一半，剩下的楼层自己走。不需要额外找时间特地做运动，还能达到运动瘦身的效果，一举两得。

适度力量训练增强心肺功能

力量训练主要是无氧运动，比如负重深蹲、俯卧撑、杠铃划船等练习动作。适度进行力量训练，能快速增强心肺功能。我们可以通过轻重量、多次数、多组数的循环练习方式，使之兼具有氧运动的优点，可将无氧代谢产生的乳酸再次分解利用，减少肌肉不适感。不同的练习次数、练习组数以及负重量，都会产生不同的效果。例如，为了提高肌肉耐力、增加肌肉弹性，我们应该采用负重小、次数多的训练方法。进行多关节复合动作的练习，最常见的复合动作包括推、拉、深蹲、硬拉、弓步，由此可以演变数十种不同的动作。专注在复合动作的训练，进步更加长久。一周3~4天的训练，足以让你获得很好的效果，同时避免训练过度，身体也能得到更好的恢复。

深蹲	深蹲是我们比较常接触的健身动作。很多人认为深蹲动作简单，可能难以见到效果，但其实深蹲是训练腿部力量非常有效的动作，长期坚持下来能够让我们的腿形变得更加完美。
俯卧撑	俯卧撑是我们生活中非常熟知的健身动作，也是在我们生活中非常普及的一组健身动作，一般大家会将俯卧撑作为热身运动，这样也有利于正式运动时对我们身体的保护。俯卧撑也分为很多种，我们比较熟知的有标准俯卧撑、跳跃俯卧撑、单手俯卧撑等。
引体向上	引体向上是锻炼力量非常好的动作，主要考验的是手臂力量，只有拥有很强大的手臂力量才能够做好这个动作，另外也很考验身体整体的协调性。动作有一定难度，但如果能够坚持下来，很快能收到健身效果。

仰卧起坐

仰卧起坐可以算是我们从小就开始接触的健身动作，也是很多地区被列入学校考试项目的动作。仰卧起坐是锻炼腹肌非常好的方式，很多想要拥有马甲线以及人鱼线的朋友，都会日常做一些仰卧起坐。

硬拉

硬拉应该是大家都比较熟悉的一种运动了，虽然有些人没有接触过，但是这个运动的效果非常好，并且被称为"王者动作"。这个动作能运动到我们身上的很多肌肉群，而且在训练的过程中，我们的身体会释放大量睾酮进入血液。所以，如果大家打算做力量训练，硬拉这个动作是不可错过的很基础的训练动作之一。

**杠铃
自由深蹲**

杠铃自由深蹲这个动作其实和上面的硬拉一样，都能够锻炼到我们身体的主要肌群，由于涉及面比较广，所以它也被认为是腿部训练的王牌动作，非常受到现代人的欢迎。如果你想要自己跑得更快、跳得更高或者是腿部的力量更大的话，那么练这个动作是非常有效的。而且对于女性来说，这个动作还能够提臀，对塑造好的腿形也有帮助。

**哑铃罗马尼
亚硬拉**

这个动作看起来简单，可是如果能够将动作做到位，对于塑形是非常有帮助的，尤其对塑造美臀至为关键。并且在做这个动作的过程中，不仅仅能够训练到臀部，也能够让我们的背部下方得到很好的锻炼，让自体四股腘绳肌腱更灵活。

避免运动的误区

运动在生活中的比重越来越大，然而还有不少人对科学运动的概念仍不十分清楚，甚至会走入一些运动误区。这样不仅达不到健身效果，还会伤害身体。

◆ 误区一：运动量越大越好

许多人（特别是一些想减肥的人）认为运动强度越大、运动量越大就越有益于健康，减肥效果越好。事实并非如此，研究表明，体内脂肪的减少取决于锻炼时间的长短，而不是锻炼的强度。因为各种锻炼开始时，首先消耗的是体内的葡萄糖，在糖消耗后才开始消耗脂肪。而剧烈运动后身体多已精疲力竭，难以再继续坚持，因而脂肪消耗不多，达不到减肥的目的。只有较缓慢而平稳的持久运动，如慢跑、走路等，才能消耗更多的热量，以达到减肥的目的。

医学专家指出，低强度和间断运动均能对健康产生良好影响。因此，每天进行低强度运动，不仅有益于健康，而且可以减少心脏病发作的危险性。如果运动量过大，不仅达不到锻炼身体及提高运动成绩的目的，还会对身体造成不良影响。运动过量可能造成肌肉痉挛、僵硬和劳损，严重的还可造成骨折、运动性贫血，更严重的可能使人猝死。所以，从事运动锻炼者应根据个人的具体情况咨询健身教练，采用适宜的运动量，应用科学方法进行运动训练。

◆ 误区二：晨练比暮练好

很多健身者都热衷于晨练，认为晨练比暮练好，甚至起得越来越早。其实，早晨人体的血液黏稠度高，血栓形成的危险性也相应增加，是心脑血管病发作的高峰期。相反，黄昏是体育锻炼的理想时间，因为黄昏时人体最适应运动时心跳、血压的突然改变；黄昏时的嗅觉、听觉、视觉、触觉最敏感，人体应激能力是一天中的最高峰；黄昏时体内化解血栓的能力也达到最佳水准。所以，应该是暮练比晨练好。

◆ 误区三：运动时要克服身体各种不适和痛楚

这是一种非常危险的错误概念。如果在运动中出现眩晕、胸闷、胸痛、气短等症状，应立即中止运动，必要时应到医院进行诊治，尤其是老年人。强行继续运动常会导致不良后果。

◆ 误区四：肌肉疼痛且天天练才能锻炼得好

许多人在力量训练时常常用较重的器械及较大的强度，认为只有感到肌肉疼痛了才锻炼得好，而且认为应该天天练肌肉才能越来越发达。其实，肌肉疼痛只能说明锻炼过度或训练不当。由于肌肉运动过快，肌肉组织中的乳酸浓度增加，产生堆积，从而引起肌肉的神经末梢受到刺激而发生疼痛。当停止运动后，疼痛自然逐渐消失。肌肉锻炼会消耗大量的营养物质，运动结束后，经过适当的休息，肌肉中的营养物质才会得到补充，而且补充的量会比所消耗的还要多，这种现象在生理学上叫"超量恢复"。"超量恢复"能使肌肉获得更多的营养物质，越练越发达。有研究认为，休息时间以肌肉再次具备上次运动能力为标准计算，一般需要2~3天。

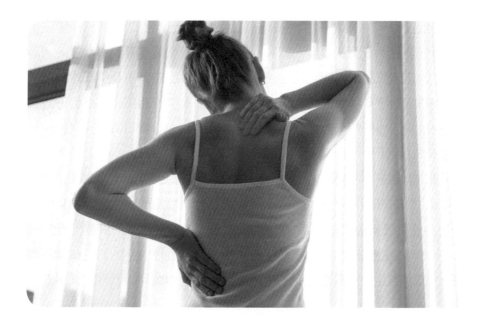

好心情有助于提升免疫力

不良情绪会摧毁免疫力

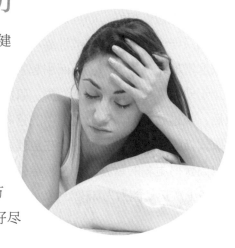

很多人会觉得，心情就是心情，健康就是健康，能有什么关系？当然有关系。你也许不知道，哪怕只是轻微的感情变化，对我们的身体都会有影响。心理学家发现，生气之后的一周，只要想到争论这件事，血压还是会升高。所以不管是曾怒火万丈也好，或是小小的挫折也好，最好尽快忘掉它。

美国俄亥俄州立大学研究人员给已婚夫妇的手臂上安装了一种能产生水疱的抽气装置进行测试，当他们被问及曾有不同意见并激烈争吵过的问题时，伤口比正常情况下的康复速度慢了40%，这一反应是由会引起感染的免疫细胞因子突然增多导致的。如果这种细胞因子水平长期偏高，就会导致关节炎、糖尿病、心脏病和癌症。这项研究告诉我们，心情和情绪会直接对健康产生影响。

所以，大家千万不要小看情绪，过重的情绪压力会打破免疫平衡，造成免疫失调。比如离婚对双方的影响都是很大的，离婚后的男性显示不正常的对EB病毒的抗体反应，离婚后的女性除此之外还有自然杀伤细胞活动的减低，以及重要免疫细胞CD4细胞数目的减少。而且心理情绪的异常体验与身体免疫性疾病的关系也很密切。若生活在紧张环境中数月，女性的类风湿关节炎的发病率明显增加，同样的影响也可见于系统性红斑狼疮及多发性硬化症患者。

学会心理调适对免疫系统及身体健康很重要

当你愤怒的时候会怎样做？是尽情宣泄怒气，还是尽量压制怒火？其实这两种方式都有不良影响。女性如果在对抗中压抑自己的怒气，死于心脏病、中风或癌症的风险会高2倍。怒火爆发时只会持续几分钟，但由于肾上腺素水平突然大幅增高，血压升高、心率加快，对于超过50岁的人来说，突发心脏病或中风的概率会高出5倍。另外一些不明显的发怒症状，比如急躁、易怒、牢骚等，也同样会损害健康，因为这时候我们的免疫系统处于抑制状态，会更容易感染疾病。

在人类的情感当中，嫉妒是最强烈也是最痛苦的一种情绪，也最难控制。妒火燃烧的人通常会血压升高、心跳加快、肾上腺素分泌增多、免疫力变弱、焦虑，甚至失眠，严重影响身体健康。

为什么女人的平均寿命比男人长呢？这有多方面原因，其中一项就是女人更善于宣泄情绪，她们有更多哭泣的机会，而哭泣确实释放了体内的不良因子。我们动情而哭和因为闻到洋葱味而落泪，两者是不一样的，因为前者会伴随着压抑情绪分泌更多激素和神经传递素。如果这些负性物质长期积存于体内，也就是说假如我们总是忍住不哭的话，会使人处于不必要的紧张状态，身体会更易受焦虑等负面情绪的影响，从而使我们免疫力变弱、记忆力变差和消化能力变弱。

所以，学会心理调适显然对人体健康至关重要。"每一个不曾起舞的日子，都是对生命的辜负"，这句话出自孱弱多病的尼采。人生的大欢乐，似乎只有经历了大苦难的人才能写出，给生存一个合理的解释，用尼采本人的话来说就是：

吃出强大免疫力

"天上的星星我摘不到，但是我可以仰望。"总之，博大的胸襟和良好的心情，对每个人的健康都是非常重要的。

积极乐观的心态能修复、提升免疫力

既然我们的免疫力与情绪有很大关系，敌视、悲痛、失落、忧愁等消极情绪都能导致人体免疫力下降，那么开朗活泼的性格、愉快的情绪自然就会提高人体免疫力。因为精神愉快与悲伤苦恼可导致两种不同的生化过程，悲伤忧愁会使机体激素分泌发生变化，引起生理功能紊乱，减弱机体的免疫力，而积极乐观当然就能提升我们的免疫力。《证治百问》中说，"人之性情最喜畅快，形神最宜焕发，如此刻刻有长春之性，时时有长生之情"，这样不仅可以祛病，还可以长寿。因为乐观开朗的性格、积极向上的心态，能和畅气血、理顺气机、强健身体、提高人体的免疫力。

理论上来说，大多数人都是乐观主义者。这是因为，乐观的情绪对人类进化和社会活动都有积极的意义，与想象悲观消极的事情相比，人们想象幸福快乐的事情时，负责处理情绪的大脑区域活动更加活跃。那些具有积极人生观的人，对环境更具适应性，因为积极乐观的人生态度可以调节因压力而分泌的皮质醇和肾上腺素等激素的水平，同时增强机体免疫力。

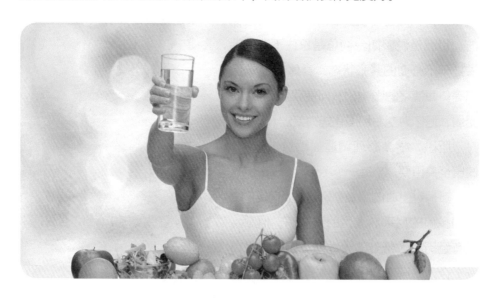

有的孩子很容易生病，但是一检查，发现免疫力根本没问题。只是因为孩子的父母总是说孩子出生后就身体不好，很容易生病，结果孩子自己也被这种心理暗示影响，觉得自己就是身体不好，很容易生病。

很多时候真的就是这样，天下本无事，庸人自扰之。虽然从遗传学角度来看，我们不是天性消极的产物，但从进化学角度来看，人类的头脑是有负面偏好机制的，所以我们会更多地注意负面信息和事件。这可能也是"好事不出门，坏事传千里"的原因吧，坏印象比好印象更容易形成，人们更擅长记得或处理坏信息。因此，所有不那么正面的事情、印象、言行、信息，都成了滋生消极情绪和行为的土壤。再加上媒体推波助澜地放大负面消息，于是消极情绪就传播得更快了。而我们需要做的，就是抵制这些消极负面情绪的影响，用积极乐观的心态来看待这个世界。

所以，我们一方面要远离消极情绪，在内心对它们拥有免疫力，不要让那些危害大、破坏强的信息源突破你的内心防线，影响你；另一方面，要努力做到对你现在所拥有的一切心存感激，无论是拥有一个贴心的伴侣，拥有一定的成就，还是自己还活着这个事实本身，这种感激之情可以增强免疫功能、降低血压，令整个身体更加健康。

开怀大笑，疾病全跑掉

当我们真诚地笑时，会放松人体紧张的肌肉，减轻压力引起的激素分泌、低血压现象，增加血液中的含氧量。笑声能使人卸去多余的压力，保护血管内壁，从而降低心脏病发作的概率。当人哈哈大笑时，会调动身体内超过400块肌肉，因而还能有效消耗热量。有研究人员估计，大笑100次相当于划船10分钟和骑车15分钟的有氧运动量。

更重要的是，开怀大笑还有助于提升免疫力。因为大笑可以使皮质醇减少，而皮质醇会抑制免疫功能。痛楚的情绪总是与生气和悲伤为伍，摧残着健康的机体，而一个带动腹肌的大笑却会增加免疫细胞的活力。而且，当我们感觉自己心情愉快的时候，大脑就分泌出有助于缓和精神紧张的内啡肽，这种物质能使机体抗病能力大大增强，并能极大地活跃体内的免疫系统，从而有利于防病治病。

早在1979年，有一位名叫诺曼·卡辛斯的美国心理学家就提出了"幽默疗法"的心理治疗理念，用来为心理疾病患者减压。他认为，既然消极的精神状态确实会对健康带来负面影响，那么反过来，愉悦的精神是不是也能给健康带来正面影响呢？于是他马上行动，在加州大学医学院行为医学部成立了幽默研究专家小

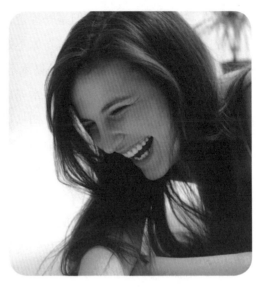

组。这个小组的研究成果让他大受鼓舞：压力会给人体带来血压升高、肌肉萎缩、免疫力下降等负面影响，而真诚的欢笑能引起身体完全相反的变化。

其实不需要西方医学向我们证明什么，在我们国家，自古以来，笑就被看作治病之良药、健身防病之法宝。早在2000多年前，《黄帝内经》就指出："喜则气和志达，荣卫通利。"这说明精神乐观可使气血和畅，则生机旺盛，从而有益于身心健康。所以民间有很多谚语，比如"笑一笑，十年少；愁一愁，白了头""生气催人老，笑笑变年少""笑口常开，青春常在"等，大家应该都有所耳闻。

所以，心态乐观、笑颜常驻、笑口常开，是人体健康长寿不可缺少的条件。如果你是一个达观者，你一生中最后的几年将成为你最快乐的岁月。一个精神充实、生活充满快乐的人必然是一个心理健康的人，而心理健康既是生理健康的重要保证，也是人类健康的最终标准。

睡眠好，免疫好

人的一生有三分之一的时间是在睡眠中度过的，睡眠是对人体的一种保护。很多中老年人的现状是睡眠质量越来越差，且每天的睡眠时间不足4小时，甚至更少。都说人老了睡眠时间少点没事儿，但一般中老年人都会出现入睡难、早醒、多梦易醒等，睡眠质量很差。长期睡眠质量差对身体健康的危害极大，甚至诱发各类疾病，危害生命。

最佳睡觉时间

现在很多老人睡觉都比较晚，有不少和年轻人一样等到十一二点，或者到凌晨一两点才开始睡觉，其实这样严重影响了老人的作息规律，扰乱了老人生活，有损老人健康。俗话说"早睡早起身体好"，这是有一定科学道理的。人在睡眠的时候，意识相对不清楚，肌肉的随意运动停止，从而帮助大家恢复体能、巩固记忆力，睡眠的重要性仅次于呼吸和心跳，是维持健康不可缺少的。有了良好的睡眠，可以使第二天保持清醒和活力。

睡眠的产生主要是靠大脑分泌的激素——褪黑素来诱导。它的分泌非常有规律，在白天，血中的浓度极低，到了黑夜则显著升高，凌晨2点~3点时达到最高峰。随着褪黑素分泌量的逐渐降低，睡眠逐渐变浅，直到早晨自然醒来。

正常睡眠由深睡眠和浅睡眠构成，两者交替出现，只有深睡眠才是有效睡眠，对消除疲劳、恢复体力起到重要作用，但它在每昼夜的总睡眠时间里仅占15%左右。人在夜间0点~4点之间容易获得深睡眠，正常成年人一般在入睡60分钟后才会进入第一次深睡眠。因此我们建议，没有睡眠障碍的成年人在晚上10点半前开始进行睡前准备工作，如洗漱、放松、上床，保证11点前入睡，1个小时后顺利进入深睡眠，以保证良好的睡眠质量。

老人起床不宜过急

老人起床一定要做到三个"慢"

- 第一慢：醒来时先躺着，不要急着起身，休息一会儿，可以伸伸懒腰，使血液慢慢流动。

- 第二慢：坐起来时，不要立即挪到床边，可以靠在床头休息一会儿。这样能够降低心脏和血管的负担。

- 第三慢：下床时，不要立即站起来，可以先在床边坐一会儿。这样做可以改善脑供血状况，以防引起脑供血不足。

注意睡姿及朝向

睡眠的姿势，不外乎仰卧位、右侧卧位、左侧卧位和俯卧位这4种体位。

- 仰卧位时，肢体与床铺的接触面积最大，因而不容易疲劳，且有利于肢体和大脑的血液循环。但有些老年人，特别是比较肥胖的老年人，在仰卧位时易出现打鼾，而重度打鼾（是指出现大声的鼾声和鼻息声）不仅会影响别人休息，而且可影响肺内气体的交换而出现低氧血症。

- 右侧卧位时，由于胃的出口在下方，故有助于胃内容物的排出。

但右侧卧位可使右侧肢体受到压迫，影响血液回流而出现酸痛麻木等不适。

- 左侧卧位不仅会使睡眠时左侧肢体受到压迫，胃排空减慢，而且使心脏在胸腔内所受的压力最大，不利于心脏的输血；而俯卧位不仅影响呼吸，并且会影响脸部血液循环，使面部皮肤容易老化。

睡多久合适

◆ 30 ～ 60 岁成年人：每天睡 7 小时左右

成年男子每天需要6.5小时睡眠时间，妇女每天需要7.5小时左右，并应保证晚上10点到早晨5点的"优质睡眠时间"。因为人在此时易达到深睡眠状态，有助于缓解疲劳。

芬兰一项针对2.1万名成年人进行的22年跟踪研究发现：睡眠不到7小时的男性，比睡7~8小时的男性死亡率高出26％，女性高出21％；睡眠超过8小时的男性，比睡7~8小时的男性死亡率高出24％，女性高出17％。

◆ 60 岁以上老年人：每天睡 5.5~7.0 小时

老人应在每晚12点前睡觉，晚上睡觉的时间有7小时，最少5.5小时就够了。阿尔茨海默病协会公布的数据显示，每晚睡眠限制在7小时以内的老人，大脑衰老可推迟2年；而长期睡眠超过7小时或睡眠不足都会导致注意力变差，甚至出现老年痴呆，增加早亡风险。

午睡马虎不得

很多中老年人都喜欢午睡，调查发现，午睡在30分钟以内没有影响，但若超过60分钟，时间越长，骨质疏松的概率就越大。那么中老年人如何睡出一个健康、有质量的午觉呢？

午睡时间

人体生物钟研究发现，中午12点至下午1点之间，大部分人的体能都会出现明显衰退，最适合午睡。不要太晚午睡，下午3点后午睡就会影响到晚上的睡眠质量。因此，午餐半小时后是午睡最佳时间。

午睡长度

30分钟的午睡是恢复认知功能的最佳时间长度。研究显示，一杯双份浓缩咖啡的效果还不及20分钟的小憩。中午睡上半小时至1小时，即可使大脑和身体各系统都得到放松和休息，可提高机体的免疫功能。因此，午睡时间最好控制在半小时至1小时内，否则醒来后会感到很不舒服。午睡时间太长还会搅乱人体的生物钟，影响晚上睡觉的规律，特别是有失眠问题的中老年人，午睡不能太久。

午睡姿势

对于中老年人来说，午睡最好选择平躺。如果趴着睡，会减少头部供血，醒后易出现头昏、乏力、手臂发麻等症状；若用手当枕头，会使眼球受压，久而久之容易诱发眼病；趴在桌上会压迫胸部，影响血液循环和神经传导，使双臂与双手发麻、刺痛。午睡时最好在腹部盖上一条毛巾被或被子，以防凉气乘虚而入，易发生感冒、腹泻、头痛、头晕等不适。不要在通风口午睡，因为人在睡眠时体温调节中枢功能减退、抵抗力明显下降，一旦受凉，轻者醒后身体不适，重者易生病。

顺时而为，四季变换中提高免疫力

《黄帝内经》云："人以天地之气生，四时之法成。"可见，人体健康与四季气候变化息息相关。我们应顺应春、夏、秋、冬四个季节的阴阳变化规律，才能使气血阴阳平和，提高身体免疫力，让健康相伴。

春宜"升"补以提升免疫力

春天气温逐渐回升，万物生发，阴消阳长，人体阳气与自然界相应，向上向外流发，各种生理功能逐渐活跃，新陈代谢也日趋旺盛。在春天温暖的气候里，人的活动量日渐增加，血液循环因而相应增强，人体的皮肤腠理由致密开始变得疏松，气血渐渐趋于体表，就像大自然的冰冻融化，河道通畅，树木新生、抽枝发芽一样。但是春季气候多变，气温时高时低，暖和时人体气血趋于体表，而寒冷时又流回内脏，春季气血运行的波动较大，机体要适应由寒转暖的变化，频繁调节，所以阴阳也处于不稳定的状态，如果调适不当，就容易生病。

春季正是肝气升发的时候，为了让身体像大自然一样绽放出生机，春季的饮食要顺应阳气升发向上、万物始生的特点，所以选择的药膳宜清轻升发、温养阳气，着眼于一个"升"字。此时的饮食宜减咸酸、增辛辣味，助肾补肺，安养胃气，顺养肝气。另外，还可选择一些药膳以进行食补，其原则是升发阳气。

春季饮食要讲究"三优"。一优在热量较高的主食，平时可选食谷类、芝麻、花生、核桃和黄豆等，以补充冬季的热量消耗以及提供春季活动所需的热量。二优在蛋白质丰富的食物，如鱼肉、畜肉、鸡肉、奶类和豆制品，这些食物有利于在气候多变的春季增强机体抗病能力。三优在维生素和无机盐含量较多的食物，维生素含量多的食物有番茄、韭菜、芹菜、苋菜等，而海带等海产品，黄、红色水果中含无机盐比较多。

根据春温阳气生发、肠胃积滞较重、肝火易旺、心情易烦躁抑郁、春季瘟疫易于流行的季节特点以及人体阴阳气血的变化，中年人养生应从护肝为先、疏肝祛烦、调补气血、调和脾胃、祛邪化湿、清热泻火等方面着手，逐步调整饮食结构，减少高脂肪膳食，增加植物性食物，注意摄入水果和蔬菜。饮食应以辛温、甘甜、清淡为主，可使人体抵抗风寒、风湿之邪的侵袭，健脾益气，增强体质，减少患病可能。

夏宜"清"补以增强免疫力

夏季天气炎热，肌肤腠理开泄，毛孔张开，汗液排泄增多，导致体内正气消耗得多，同时由于昼长夜短、睡眠不足等原因，到了夏天，人们的体质往往都会有所下降，常使人有"无病三分虚"的感觉。由此，中医养生学提出了"清补"的理论。所谓清补，即选用一些性寒味酸、补心养肺的中药或食物来补充人体的营养及消耗的体力，从而达到增强体质、改善虚弱的功能状态的目的。

夏季气温逐渐升高，并且达到一年中的最高峰，人体的阳气在这个时候也较为旺盛，人们要晚睡早起，多去户外活动，使体内阳气能够向外宣通开发，这就是适应夏季保护长养之气的道理。由于天气炎热，人体阳气旺盛，也容易导致体内心火过旺，容易心烦气躁、食欲不振等，因此饮食宜清淡，尽量少吃油腻食物；夏季出汗较多，耗气伤阴，应该多吃清凉可口、容易消化的食物，如粥。而在菜肴的搭配时，要以素为主、以荤为辅，选择新鲜、清淡的各种时令蔬菜。除了蔬菜，夏季也是水果当道的季节。水果不仅可以直接生吃，还能用来做各种饮品，既好喝，又解暑。

此外，在夏季要抓住治冬病的好时机。许多冬季常发生的疾病或因体质阳虚而发生的病症，可通过在夏天增强人体抵抗力，来减少发病概率。冬病夏治是抓住了夏季阳气最盛、冬季阴盛阳衰的特点。久咳、哮喘、痹证、泄泻等疾病用冬病夏治的方法治疗效果较好，常用的方法有针灸和进补。

根据夏季的季节特点，中年人养生应从滋养心阴、养心安神、敛汗固表、防暑避邪、发汗泻火、运脾化湿等方面着手，逐步调整食物结构，减少高脂肪、高热量膳食，增加饮水量，多摄入水果和蔬菜。饮食应以寒凉、清淡、甘润为主，可使人体预防暑热、暑湿邪气的侵袭，并健脾益胃，增进食欲，增强体质，减少患病。

秋宜"平"补以加强免疫力

秋季的气候特点主要是干燥，人们常以"秋高气爽""风干物燥"来形容它。秋季是金风送爽、气候宜人的季节，这是因为人们刚刚度过了炎热的盛夏，每当凉风吹来的时候，不觉头脑清醒、精神振奋、行动潇洒。但由于秋季天气不断收敛，空气中缺乏水分的濡润而成为肃杀的气候，这时候人们常常会觉得口鼻干燥、渴饮不止、皮肤干燥，甚至大便干结等。所以人们常把初秋的燥气比喻为"秋老虎"，意思是指燥气易伤人。

由于夏季的烘烤耗尽了人体预存的能量，加上秋季天气干燥阴冷，人体内的水分相对减少，若摄水量太少，会有损体内的"阴分"，若不注意调节，可能会引起心血管、肠胃消化系统疾病。

秋天阳气渐收，而阴气逐渐生长起来。万物收，是指万物成熟，到了收获之时。从秋季的气候特点来看，由热转寒，即"阳消阴长"的过渡阶段。

人体的生理活动，随"夏长"到"秋收"而相应改变。因此，秋季养生不能离开"收养"这一原则，也就是说，秋天养生一定要把保养体内的阴气作为首要任务，因此宜采取平补与润补相结合的方法，即甘平和缓、滋润的补益方药进补，以达到保健养生、治疗体虚久病等的目的。滋阴润燥要多食用芝麻、蜂蜜、水果等柔软、含水分较多的甘润食物，此外还应多食白萝卜、胡萝卜、豆腐、甘蔗、柿子、香蕉、橄榄、菠萝等。多吃些既有清热作用又可滋阴润燥的食物，如野菊花、梨、甘蔗、蜂蜜、银耳等。

根据秋季的季节特点，中年人养生应从滋阴润燥、养肺固表、益肾敛精、疏肝和胃等方面着手，逐步调整食物结构，适当进补，适当饮水，多摄入五谷杂粮、水果和蔬菜。饮食应以滋阴润燥、补肝清肺为主，以甘润为原则，寒凉调配，既可顾护脾胃，还可蓄积阳气，增强体质，减少患病。

冬宜"温"补以提高抗病力

冬天的三个月，是生机潜伏、万物蛰藏的时令。这段时间，水寒成冰，大地龟裂，人应该早睡晚起，待到日光照耀时起床才好，不要轻易扰动阳气，妄事操劳，要使神志深藏于内，安静自若。要躲避寒冷、求取温暖，不要使皮肤开泄而令阳气不断地损失，这是适应冬季的气候而保养人体避藏机能的方法。

按照祖国传统医学的理论，冬季是匿藏精气的时节。《黄帝内经》中说"冬三月，此谓闭藏""早卧晚起，必待日光"。也就是说，从自然界万物生长规律来看，冬季是一年中的闭藏的季节，人体新陈代谢相对缓慢，阴精阳气均处于藏伏之中，机体表现为"内动外静"的状态，此时应注意保存阳气，养精蓄锐。尤其是很多中老年人一般气血虚衰，冬季的起居更应早睡晚起、避寒就暖。

　　冬季天气寒冷，寒邪易伤肾阳，中医养生学认为，冬季适宜温补。在冬天，根据体质和疾病的需要，有选择性地食用温性药材和食物，可以提高人体的免疫功能，如此不仅能够改善畏寒的现象，还能有效调节体内的物质代谢，最大限度地把能量贮存于体内。饮食应该以补阳为主，多吃些能增强机体御寒能力的食物，如羊肉、牛肉、荔枝、海带、牡蛎等，还应多吃些富含糖、蛋白质、脂肪、维生素和无机盐的食物，如海产品、鱼肉类、家禽类食物。散寒助阳的温性食物往往含热量偏高，食用后体内容易积热，常吃会导致肺火旺盛、口干舌燥等。中医认为，可选择一些甘寒食品来压住燥气，如兔肉、鸭肉、鸡肉、鸡蛋、海带、芝麻、银耳、莲子、百合、白萝卜、白菜、芹菜、菠菜、冬笋、香蕉、梨、苹果等。

　　冬季养生应从养肾藏精、补虚壮阳、宣肺散寒、濡养脾胃、祛瘀护心、温经通脉等方面着手，逐步调整食物结构，以温补助阳为主，提高耐寒能力，建议进食高蛋白、高热量、高维生素C的食物。但有心脑血管疾病的人进补要适当，以清淡、高蛋白、高维生素、低脂肪为主。

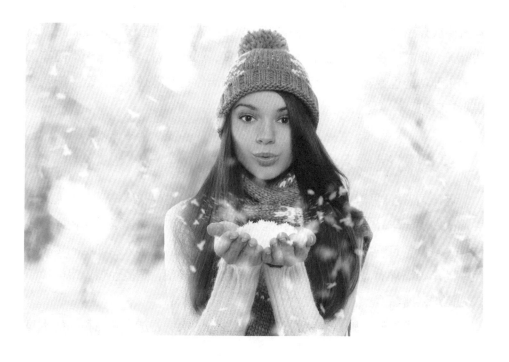

家中老年人要定期体检

老年人是肿瘤和癌症高发人群，随着年龄的增长，患病的概率就越高，因此，老年人应该提高对肿瘤和癌症的重视。福建医大附属第一医院体检中心专家认为，维护老人健康、预防肿瘤和癌症最好的方式就是经常做体检。因为老人容易出现误诊或漏诊，只有经常体检才能尽早发现。

发病率高于中青年人

老年人肿瘤和癌症发病率高于中青年人，1/3的老人是可以预防的，1/3是可以早期发现从而可治愈的，还有1/3可以通过合理治疗缓解痛苦，延长生命。

虽然一些晚期肿瘤即便采取治疗也不能取得满意的疗效，但这并不意味着就要放弃患者的疼痛得到缓解的权利。在中晚期癌症患者中，疼痛比例高达80%。此时患者非常痛苦，不但影响进食、活动能力，甚至连大小便等正常的生理功能也受到限制。因此，进行止痛治疗是非常必要的，至少能减轻患者的病痛。

早期易误诊和漏诊

老年人恶性肿瘤具有其自身的临床特点：首先是生长缓慢，老年人恶性肿瘤的发展比年轻人慢，倍增时间延长，其病理类型一般显示分化较好、恶性程度较低，且肿瘤细胞的转移机会也低于年轻人，老年人癌细胞的转移发生率随年龄增加有减少倾向；其次是临床症状不典型，隐匿性强，早期诊断较为困难，易漏诊。

老年患者的一个脏器常会同时有不同性质的疾病，加上肿瘤和癌症本身引起的症状常不突出，特别是早期的肿瘤本身很少有明显症状，而且老年人机体反应迟钝，对病痛感觉不灵敏，或不能及早表现出来，因此易造成误诊和漏诊。

老年人预防癌症，除了要经常做体检外，还要注重饮食调节，合理的饮食结构，健康的饮食讲究荤素搭配。另外，还要保持平和的心态，避免伤心、发脾气。

中老年人通过体检能发现很多疾患

- 量体重。身体过于肥胖会增加心脏负担，易诱发心血管疾病，过于消瘦则会导致抵抗力降低，免疫功能下降而感染其他疾病。

- 测血压。血压高或低都应引起重视。

- 验小便。可及时发现肾脏病、糖尿病、冠心病等。

- 心电图。可及时发现冠心病、心律失常等。

- 查眼底。眼底动脉可反映出脑动脉硬化的程度。通过眼底检查可早期发现老年性白内障、原发性青光眼等疾患。

- 胸部 X 线透视。可早期发现肺部疾患，尤其是吸烟者更应定期检查。

- 甲胎蛋白测定。可早期发现肝癌，慢性肝病患者尤应注意检查。

- 大便潜血试验。可早期发现消化道疾患及癌症。

- 肛门指检。有助于发现直肠癌、前列腺癌、前列腺肥大等病症。

建议老年人的定期体检应每半年至少做一次，并注重做好体检记录，保管好化验单。常规性检验项目（如体重、血压、尿常规、心电图、查眼底等），有条件的最好每季度查一次，这样既能及早发现疾患，又能对自己所患疾病的治疗、趋势有所了解。

自我按摩防治疾病

自我按摩是用自己的双手在身体不同部位摩擦，有时也称主动按摩、保健按摩。按摩动作简单，容易掌握，住家、旅行可用，晴天、雨天可行，如能坚持按摩，对预防疾病、强壮身体大有帮助。

梳发按摩

梳发按摩有清醒头目、促进食欲、疏通血脉的作用，对高血压、失眠、神经衰弱、感冒、脱发、消化不良、记忆力减退等症有一定的治疗效果，还可预防脑出血的发生。

按摩方法

- 两手十指屈成自然弓形，以指代梳，自前额发际开始，经头顶向后，至颈后为止，轻抓头皮，然后以头部前后正中线为中心，两手逐渐向两边移开，同时轻抓头皮，至两耳上部结束，依此共按摩 36 次。第一次用力宜轻，然后逐渐加重。

- 十指仍保持屈弓，左右手各过头顶，分别自对侧耳上部发际开始，经头顶至同侧耳上部为止，轻抓头皮，然后以两耳经头顶的连线为中心，左手向前，右手向后，逐渐分开，同时轻抓头皮，至前后发际处为止，依此共抓 36 次。开始用力宜轻，然后逐渐加重。

- 两掌心贴头面，自前额开始，擦至下颌后，再翻向头后颈部，经头顶至前额止，依此共按摩 36 次。第一次用力稍重，然后逐渐减轻。
- 用梳齿整齐圆滑的木梳轻梳头发，按所需发型稍作梳理。

注意事项

- 梳发时可以与气功有机结合，力求全身放松、意念专注、呼吸均匀。
- 动作要轻柔缓慢，不能急于求成、心躁手乱。
- 开始时由轻到重，结束时由重到轻，轻则如鹅羽拂面，重则以不疼痛为准。
- 梳发按摩时间宜在清晨。

擦目

可促进眼部血液循环，防治目疾，增进视力，能治疗近视、弱视、散光和老花眼等。

按摩方法

- 双目微闭，双手拇指置于眼角内侧，其余手指向上，拇指指腹由内向外轻轻摩擦眼皮 36 ~ 72 次。
- 按以上方法摩擦眼眉 36 ~ 72 次，结束后拇指按压太阳穴 36 次。
- 睁开双目，眼球左右旋转各 18 次。

注意事项

- 每日按摩 1 ~ 2 次，宜在清晨起床前和夜晚睡觉前使用此法。
- 用力要均匀柔和，不要损伤眼球。

梳胸

本法具有疏肝理气解郁之功，适于治疗胸闷气喘、胸胁胀痛、心情不舒等症。

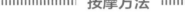 **按摩方法**

- 取端坐位或仰卧于床上，松解上衣纽扣，露出内衣，全身放松。
- 双手五指略屈曲，呈梳状，上下左右轻梳前胸各部位，连续约百次。
- 梳毕，用右手五指依次在前胸各部位进行轻轻叩击。
- 结束后，再对膻中穴（胸骨中段凹陷处）按摩 2 ~ 3 分钟。

注意事项

- 每日按摩 1 次，临睡前进行。
- 心情烦躁、发怒时暂停按摩。

揉肩

此法有促进肩关节及上臂的血液循环，改善局部营养状况，增强肌肉肌腱的功能，可治疗肩周炎、肩关节痛及肩部肌肉疼痛等。

按摩方法

- 取端坐位，将病臂屈曲成直角放在桌上，用健侧手搂住患肩中间，手掌向下，先向肩胛骨部位推摩，再往下如此往返数十次，然后用手抓揉肩部肌肉等软组织，直到肩部有温热感为止。
- 继而用健康手掌腕部从肘关节开始向肩胛部滚擦，往返数十次。
- 最后用手掌依次对肩部及上臂进行拍打数十次即可结束。

注意事项

- 此法每日 1 ～ 2 次，不拘时，但必须坚持，不能间断。
- 冬季按摩时宜将手搓热。

搓尾骨

摩擦尾骨可刺激肛门周围神经，促进局部血液循环，具有防治脱肛及痔疮复发的作用，对老年习惯性便秘也有一定的疗效。

按摩方法

- 身穿内衣，端坐床上，用双手中指及无名指指腹在骶骨至尾骨部位上下摩擦 36 次（上下为一次）。
- 轻轻用手掌再摩擦 20 次，至皮肤略呈红色。

注意事项

- 夜晚睡觉前进行按摩，每日1次。

- 按摩前用温水清洗肛门周围，再用布擦干。

腰部保健按摩

按摩腰部有疏通经络、壮腰强肾的作用，可防止性功能减退，对椎间盘突出、骨质增生、腰肌劳损所致的腰腿痛也有一定的治疗作用。

按摩方法

- 两手对搓发热后，紧按腰眼处（约与脐眼相对的脊椎凹陷处称命门，旁开一寸半处叫肾俞，再开一寸半略下方凹陷处便是腰眼），用力向下搓到尾骨，然后再搓回到腰眼，共用力搓36次。

- 握拳轻叩腰眼、肾俞等部位，以略感麻木为度，叩腰时配合腰部旋转。

注意事项

- 按摩不能太轻，否则达不到力度；也不能太重，以免伤及皮肉及神经。

- 冬季按摩应注意保暖，不要在露天进行，以防寒邪侵袭肾脏。

- 沐浴后水湿未干，不要立即进行按摩。

腹部保健按摩

按摩腹部可促进腹部脏器的血液循环，刺激胃肠，促使蠕动加强，且可促进胆汁和各种消化液的分泌，还可消耗腹部堆积的脂肪，所以对慢性胃肠炎、慢性胆囊炎、胆石症、肥胖症和习惯性便秘都有一定的防治作用。

按摩方法

- 揉腹：坐位或卧位，手掌从心窝左下方起按摩，经过脐下小腹向右按摩，绕脐至原起点为 1 次，共按摩 36 次。
- 擦丹田：丹田在脐下一寸五分处。以手掌在丹田四周轻摩，然后摩向丹田，逐渐加大掌力，然后用右手三指在丹田摩擦百余次。附近的关元穴也可同时按摩。

注意事项

- 腹部脂肪较厚者，应加重按摩力量。
- 腹部有肿瘤或急性炎症者，禁止在腹部按摩。

肾囊保健按摩

此法曾是古代养生家秘而不传的健身功，具有抗老益寿的功效。适用于肾精不足、气血虚弱诸症，如久病不起、腰酸肢麻、阳痿、四肢不温、耳鸣耳聋等，都可坚持肾囊保健按摩。

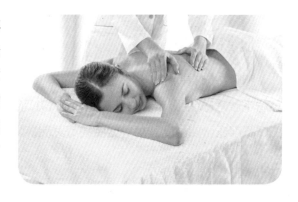

||||||||||||||||||||||| **按摩方法** |||||||||||||||||||||||

- 两手搓热，一手兜肾囊（睾丸），另一手小指侧放在小腹毛际处，两手齐用力向上擦兜睾丸、阴茎等 100 次左右。然后换手同样再擦兜 100 次左右。初练时，用力要轻，次数可酌情减；练到一定程度时，用力可加大，次数可达几百次。
- 两手搓热，来回适当用力搓揉睾丸、阴茎百余次。
- 两手掌夹持睾丸和阴茎用力向上、下各拉 3 ~ 5 次。
- 用手指揉搓睾丸，两手交替进行，然后揉小腹几十次。

注意事项

- 用力的强度和次数要循序渐进，以不感疼痛和不适为度。
- 按摩到一定程度后，用力要尽可能大，次数也可增加到几百次，能给睾丸以足够的刺激。
- 宜早、晚在床上被窝内进行按摩。
- 注意阴部清洁，防感染，如阴部有湿疹或炎症者不宜操练此功。

腿膝保健按摩

　　腿膝按摩有助于促进下肢血液循环，帮助静脉血和淋巴回流，因此可以预防下肢静脉曲张和站立性下肢水肿，并可防止肌肉萎缩，增强步行能力。按摩膝部还可使温度升高，促使关节灵活，防治膝关节炎。

|||||||||||||||||||||||||||||||||| **按摩方法** ||||||||||||||||||||||||||||||||||

- 两手紧抱大腿根近胯处，用力向下擦到足踝，然后擦回到大腿根部，如此上下来回按摩 20 次，直到腿脚皮肤发热。
- 两手掌心紧按膝盖，先齐向内旋转 10 次，后齐向外旋转 10 次，再以手掌摩擦膝部皮肤至发热、发红。

注意事项

- 寒天有风处不宜做此按摩。
- 下肢溃疡糜烂者禁止按摩。

脚心保健按摩

摩擦足心涌泉穴具有疏通心肾、调整内脏功能的作用。经常按摩涌泉穴，可预防感冒，降低血压，治疗眩晕、失眠、鼻塞不通等症，对中老年人上重下轻、足冷麻木、水肿等症都有一定的治疗效果。

|||||||||||||||||||||||||||||||||| **按摩方法** ||||||||||||||||||||||||||||||||||

- 用温水洗脚，再以洁净的干毛巾擦干，取坐位。
- 将手搓热，左脚盘在右大腿上，用左手握住左脚趾，突出前脚心部位，以右手手掌缓缓摩擦足心涌泉穴 80 余次。再以同样的方法摩擦右脚心。

注意事项

- 在每晚睡前使用此按摩方法。
- 按摩前要做到"志意和，精神定"，不能三心二意。

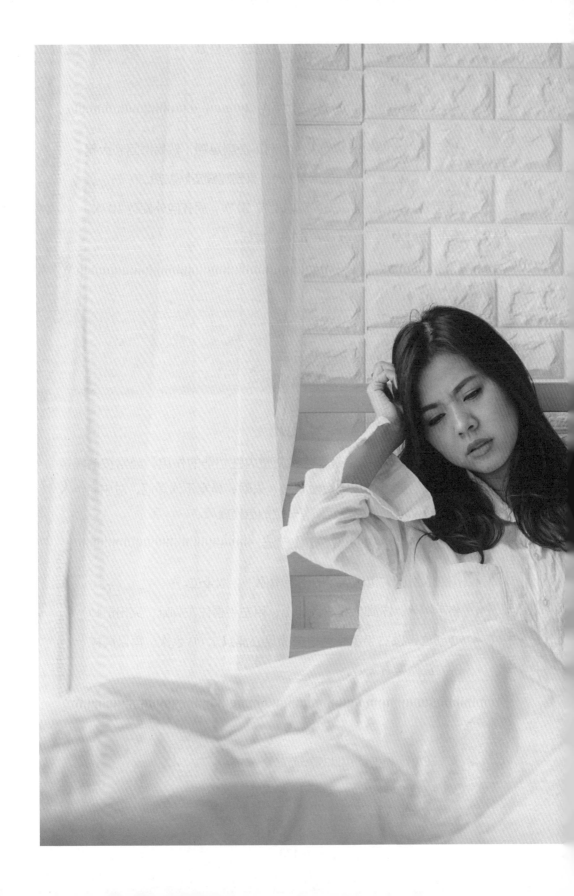

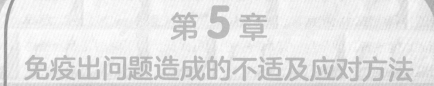

第 5 章
免疫出问题造成的不适及应对方法

　　人的免疫一旦出问题，就更容易生病或是生病了总是要很久才会好。本章针对免疫出问题造成的不适症状，提出相应的饮食注意、食疗方、生活保健和穴位疗法，助力健康，远离疾病。

体虚反复感冒，都是免疫力低惹的祸

　　感冒，中医称"伤风"，是一种由多种病毒引起的呼吸道常见病。中医将感冒分为风寒型感冒、风热型感冒、暑湿性感冒和时行感冒等四种类型。感冒主要的致病病毒为冠状病毒和鼻病毒，当人们有受凉、过度疲劳、营养不良、烟酒过度或者其他全身性疾病等，引起机体抵抗力下降时，就容易诱发冠状病毒和鼻病毒的感染。

感冒症状有哪些

 患者有畏寒发热、鼻塞、流清涕、咳嗽、头痛、无汗、肌肉酸痛、吐稀薄白色痰、口不渴或渴喜热饮、小便清长、舌苔薄白等。

 患者发热较轻、不恶寒、头痛较轻、有汗、鼻塞流涕、咳嗽、痰液黏稠呈黄色，伴咽喉痛（通常在感冒症状之前就痛），口干喜冷饮，小便黄，大便秘结，舌质红，舌苔薄黄。

 此类型感冒多发生在夏季，病人表现为畏寒、发热、口淡无味、头痛、头涨、腹痛、腹泻、呕吐等症状。

 时行感冒与风热感冒的症状相似，但时行感冒的症状较重。病人突然畏寒高热、寒战、头痛剧烈、全身酸痛、疲乏无力、鼻塞流涕、干咳、胸痛、恶心、食欲不振等。

如何增强免疫力预防感冒

- 锻炼身体，增强体质。可根据不同的年龄和体质情况，进行各种体育活动，如做广播体操、打太极拳、八段锦、练气功、慢跑等。养成经常户外活动的习惯，以增强体质。

- 注意生活调摄。注意气候的变化，避免受寒、淋雨，特别是冷空气侵袭时，要及时穿衣保暖。保证充足的睡眠，避免过度疲劳。感冒流行时不去公共场所，室内要保持通风，冬季也应定时开窗流通空气。

- 室内消毒。流行季节可用食醋熏蒸法进行室内消毒，每立方米空间用食醋5~10毫升，加水1~2倍稀释后，加热蒸熏2小时，每日或隔日1次。

- 适当增加营养。经常注意进食含维生素及蛋白质丰富的食物，如新鲜蔬菜、水果、鸡蛋、肉类等，能增强体质，提高抗病能力，减少感冒的发生。

感冒时饮食要注意什么

风寒型感冒患者应选择具有发散风寒、辛温解表作用的药材和食物，如白芷、桑叶、砂仁、紫苏、葱白、姜、蒜、辣椒、花椒等。

— 白芷 —

— 砂仁 —

— 辣椒 —

风热型感冒患者应选择具有清热利咽、辛凉解表作用的药材和食物，如菊花、金银花、枇杷、豆腐、石膏等。

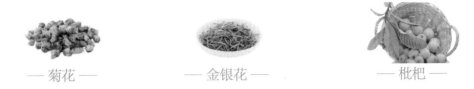

— 菊花 —　　　　— 金银花 —　　　　— 枇杷 —

　　暑湿性感冒患者应选择具有清暑祛湿解表作用的药材和食物，如藿香、茯苓、白扁豆、莲叶、绿豆、苦瓜等。

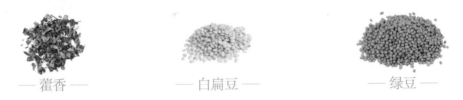

— 藿香 —　　　　— 白扁豆 —　　　　— 绿豆 —

　　时行感冒患者宜食具有抗炎、抗病毒为主，辅以清热、生津作用的食物，如野菊花、金银花、板蓝根、花菜、香菇、柚子、草莓、苹果、黄瓜、木耳、胡萝卜、苦瓜等。

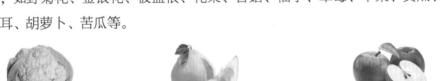

— 花菜 —　　　　— 柚子 —　　　　— 苹果 —

治感冒民间秘方

1	取姜25克洗净切片，葱白3根切段，放入锅内加入适量清水，烧沸，加入适量红糖搅拌即可。有发汗解表、疏风散寒的功效，适合风寒感冒患者饮用。
2	取金银花、连翘各15克，薄荷、枇杷叶各8克，放入锅中，加水煮沸即可。有疏散风热、利咽止咳的功效，适合风热感冒患者食用。

常按这些穴位提升免疫力，预防感冒

取穴：风池、攒竹、迎香、合谷。

风池：位于后颈部，后头骨下，与耳垂齐平，胸锁乳突肌与斜方肌上端之间的凹陷处即是。

攒竹：眉毛内侧端，当眶上切迹处。

迎香：鼻翼旁开0.5寸，当鼻唇沟中。

合谷：第一、二掌骨之间，约当第二掌骨之中点。

按摩方法

①先以右手拇指和食指如钳形相对拿捏风池穴30次，操作时以拇指和食指、掌腕部及前臂的力量，以每秒钟1~2次的频率有节奏地一点一提（稍松指），再以拇指和食指按揉风池穴30次。病情重者用重刺激手法，病情轻者用轻刺激手法。

②先用右手拇指和食指紧捏颈筋两旁，拿法迅速向上牵动5~7次；然后再以拇指、食指自风池穴开始，沿着两颈筋向下往返推10~15次。

③以右手食指紧并于中指，拇指指腹紧抵在中指近端指关节处，点按攒竹、迎香穴各30次，以重刺激手法操作。

④以拇指和食指两指相对置于合谷穴处，用扣掐法分别扣掐左右合谷穴5~7次。以上点穴法根据病情轻重，每日2~3次。

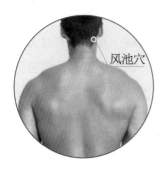
风池穴

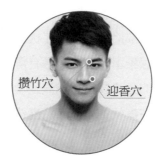
攒竹穴　迎香穴

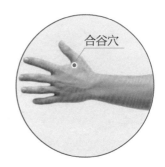
合谷穴

常咳嗽发热，可能是免疫力出问题了

孩子免疫力较弱，很容易咳嗽、发热，此时要注意观察，采取正确的措施。

孩子咳嗽，勿急用止咳药

小儿咳嗽是小儿呼吸系统疾病之一。当呼吸道有异物或受到过敏性因素的刺激时，即会引起咳嗽。小儿咳嗽是一种防御性反射运动，目的是阻止异物吸入，防止支气管分泌物的积聚，清除分泌物，避免呼吸道继发感染。小儿咳嗽的原因包括上呼吸道感染、支气管炎、咽喉炎、过敏性病史以及吸入异物，故任何病因引起的呼吸道急、慢性炎症均可引起咳嗽。小儿咳嗽可以根据病程分为急性咳嗽、亚急性咳嗽和慢性咳嗽。

日常防护

夜间抬高宝宝头部。如果宝宝入睡时咳个不停，可将其头部抬高，咳嗽症状会有所缓解。头部抬高对大部分由感染引起的咳嗽是有帮助的，因为平躺时，宝宝鼻腔内的分泌物很容易流到喉咙下面，引起喉咙痒，致使咳嗽在夜间加剧，而抬高头部可减少鼻分泌物向后流。还要经常更换睡姿，最好是左右侧轮换着睡，有利于呼吸道分泌物的排出。

饮食注意

饮食以新鲜蔬菜为主，适当吃豆制品，荤菜量应减少，可食少量瘦肉或禽、蛋类食品。食物以蒸煮为主。水果可给予梨、苹果、藕、柑橘等，量不必多。另外宜多喝水，除满足身体对水分的需要外，充足的水分可帮助稀释痰液，使痰易于咳出，并可增加尿量，促进有害物质的排泄。

小儿咳嗽期间应注意饮食清淡，以易消化且营养丰富的食物为主，如富含维生素的新鲜水果、绿叶菜、豆腐、木耳、蘑菇等；可适当吃清肺、止咳化痰的食物，如萝卜、冬瓜、丝瓜、梨等。

禁食辛辣、刺激性食物，如辣椒、麻椒等；忌食肥甘滋腻的食物，如甜点、巧克力、肥肉、油炸食品等；忌食酸涩、收敛性的食物，不利于宣泄肺气，如柠檬、李子、石榴等。

孩子发热，正确降温是关键

小儿发热是指小儿体温在39.1～41.0℃。发热时间超过两周为长期发热。小儿正常体温常以肛温36.5～37.5℃、腋温36～37℃来衡量。若腋温超过37.4℃，且一日间体温波动超过1℃，可认为发热。低热是指腋温为37.5～38.0℃，中度热38.1～39.0℃，高热39.1～40.0℃，超高热则为41℃以上。

一般宝宝发热在38.5℃以下不用退热处理，选用物理降温，可用温水擦浴，用毛巾蘸上温水（水温以不感烫手为宜）在颈部、腋窝、大腿根部擦拭5～10分钟。38.5℃以上应采用相应的药物退热措施。

孩子发热了，饮食宜富有营养，如鲜鱼、瘦肉、牛奶、豆浆、蛋品等；多饮水，吃一些容易消化的食物，以流质软食为宜，如菜汤、稀粥、面汤、蛋汤等；清淡为宜，忌食油腻、辛辣之品，气虚血亏者还忌食生冷及寒凉食物。

免疫力低，当心慢性咽炎

慢性咽炎为咽部黏膜、黏膜下及淋巴组织的弥漫性炎症，常为上呼吸道炎症的一部分。咽部有各种不适感，如灼热、干燥、微痛、发痒、异物感、痰黏感，迫使以咳嗽清除分泌物，常在晨起用力咳嗽清除分泌物时引起作呕不适。咳嗽清除分泌物后，症状缓解。在说话稍多、食用刺激性食物后、疲劳或天气变化时，症状会加重。若是干燥或萎缩性咽炎，则咽干明显，讲话和咽唾液也感费劲，需频频饮水湿润，甚至夜间也需要起床喝几次水。上述症状因人而异，轻重不一，一般全身症状多不明显。

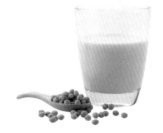

慢性咽炎的症状

- 阴虚火炎型表现为咽部不适、异物感、痰黏量少、午后烦热、腰膝酸软、舌质红、脉象细数。

- 痰阻血瘀型表现为咽部干涩、有刺痛感，因清嗓而恶心不适，舌质红、舌苔黄腻、脉滑而数。

- 阴虚津枯型表现为咽干瘙痒、灼热燥痛、异物感明显，检查见咽喉充血、红肿、干燥等，伴夜间多梦、耳鸣眼花，舌质红少津，脉细数。

慢性咽炎的饮食注意

- 慢性咽炎与患者自身免疫功能低下有直接关系，因此应多食可增强抗病能力的药材和食材，如香菇、猴头菇、木耳、银耳、百合、人参、灵芝等。

- 宜常食具有清热退火、养阴润肺作用的食物，如苋菜、蜂蜜、番茄、杨桃、柠檬、青果、海带、萝卜、芝麻、生梨、荸荠、白茅根、甘蔗等。

- 平时多饮淡盐开水，吃易消化的食物，保持大便通畅。

- 宜饮食清淡，多吃具有酸甘滋阴作用的食物及新鲜蔬菜、水果。

- 宜多饮水，多饮果汁、豆浆，多喝汤等。

- 忌烟、酒、咖啡、可可。

- 忌葱、蒜、姜、花椒、辣椒、桂皮等辛辣刺激性食物。

- 忌油腻食物，如肥肉、鸡等或油炸食品（炸猪排、油煎花生米、油煎饼等）等热性食物，容易生痰化热。

- 烹制菜肴时宜用蒸、煮等烹调方式，忌煎、炸、烤等方式，并少放调味料。

- 忌烟酒，忌过烫的食物，少食火锅。

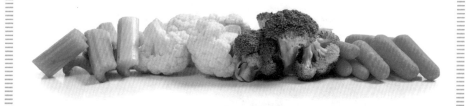

慢性咽炎的生活保健

- 进行适当体育锻炼、正常作息、保持良好的心理状态，通过增强自身整体免疫功能来提高咽部黏膜局部功能。
- 积极治疗可能引发慢性咽炎的局部相关疾病，如鼻腔、鼻窦、鼻咽部的慢性炎症，慢性扁桃体炎、口腔炎症、胃食管反流等。
- 避免接触粉尘、有害气体、刺激性食物、空气质量差的环境等对咽黏膜不利的刺激因素。
- 避免长期过度用声，避免接触导致慢性过敏性咽炎的致敏原。

慢性咽炎民间秘方

1	将15克麦冬、10克玄参、10克桔梗、6克甘草用水煎服，每日一剂，频频饮用。可滋阴润燥、清热利咽、化痰止咳，对慢性咽炎有较好疗效。
2	取马鞭草（叶子）10克，洗净捣成汁，加入人乳调和，分2~3次含服，每日1次。可清热、消炎、止痛，治疗咽喉疼痛，对抗生素不敏感的慢性咽炎反复发作者有很好的疗效。

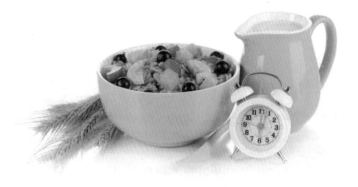

慢性咽炎穴位保健

取穴： 定喘、大椎、膻中、肺俞、太阳。

定喘穴：位于背部，第七颈椎棘突下，旁开0.5寸。

大椎穴：位于人体的颈部下端，第七颈椎棘突下凹陷处。

肺俞穴：位于第三胸椎棘突下，旁开1.5寸。

膻中穴：位于体前正中线，两乳头连线之中点。

太阳穴：在耳郭前面，前额两侧，外眼角延长线的上方。

按摩方法

①取俯卧位，医者食指、中指并拢，指面附着在定喘穴上，做环形有规律的按揉3~5分钟。

②医者将右手中指指腹置于大椎穴上，用力按揉1~2分钟。

③取仰卧位，医者将食指、中指、无名指并拢，三指指腹放于膻中穴上，按揉1分钟。

④取俯卧位或背坐，医者将食指紧并于中指，手指前端放于肺俞穴上，以环形按揉3分钟。

⑤取坐位，医者用两手拇指指尖分别放于两侧太阳穴上，双手其余四指附于患者后脑处，顺时针或逆时针揉太阳穴20次。

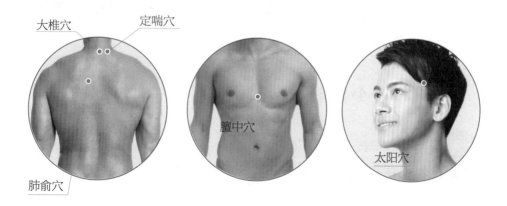

孩子营养不良会降低免疫力

孩子营养不良的症状

营养不良的主要症状表现分为三种类型：一种以能量不足为主要表现，常出现体重不增、消瘦、体脂减少等，称为消瘦型营养不良；一种以蛋白质不足为主，表现为营养不良性水肿，如"大头娃娃"；还有一种，也是比较多见的一种，就是前两者兼具的消瘦-水肿型营养不良。

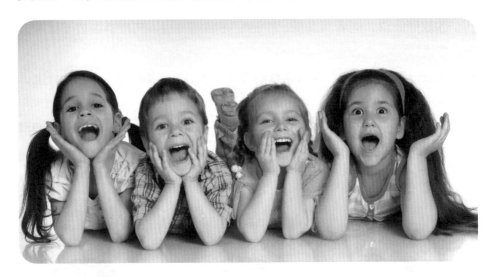

孩子营养不良的日常防护

定期儿科检查

检测孩子身高、体重、牙齿数目等身体指标，尽早发现孩子在生长发育上的偏差，以便及早进行干预。

注意户外锻炼 多晒太阳，可补充维生素D，提高身体素质和抵抗力，预防各种疾病感染导致的营养不良。

合理安排生活 保证孩子良好的睡眠和作息规律，纠正不良卫生习惯，培养不挑食、不偏食的饮食习惯。

孩子营养不良的饮食注意

适当添加辅食 孩子到了一定月龄，所需的营养物质已经很难从母乳中足量摄取，此时就要为孩子循序渐进地添加辅食，以满足其生长发育。

注重补充蛋白质 根据患儿的病情轻重及其消化代谢功能，补充适当的蛋白质，如牛奶、豆浆、瘦肉等，同时兼顾各种营养的平衡。

忌食不易消化的食物 蜜饯、花生以及未加工成熟的食物，容易造成孩子消化不良，影响营养的吸收，从而加重营养不良。

适当补充维生素 家长可以将新鲜的蔬菜、水果做成菜泥和果酱，既能增加孩子的食欲，还能补充多种维生素和微量元素，有效预防营养不良。

孩子免疫力低常引发扁桃体炎

扁桃体炎就是咽喉部位的扁桃体感染发炎，属于常见的小儿多发性疾病。急性扁桃体炎的病原体可以通过飞沫、食物或直接接触传播，具有一定的传染性。

扁桃体炎多由病毒或细菌感染引起，一旦吸入的病原微生物超出孩子扁桃体的防御能力，就会出现炎症反应，诱发扁桃体炎。有些具有原发性免疫缺陷、营养不良的孩子，因为身体抵抗力低下，只要稍微受到病原微生物的侵袭，就容易诱发扁桃体炎。

扁桃体炎的症状

孩子患扁桃体炎后，往往出现咽痛、低热或高热，伴有畏寒、寒战、呕吐、食欲不振、吞咽困难、全身乏力、便秘、腰背及四肢疼痛等症状。检查时可发现扁桃体红肿发炎，严重时甚至会有脓点或脓苔。

孩子扁桃体炎的日常防护

扁桃体炎如果治疗不及时，会导致多种并发症，因此家长要对此病引起重视，在日常生活中注意预防，孩子患病后及时合理地处理，避免发生并发症。

 防止感染

室内保持空气流通，尽量不带孩子到空气污浊的地方；在感冒多发季节，早晚给孩子用淡盐水漱口，防止孩子感冒引发扁桃体炎。

及时就医 当孩子出现突发高热、咽喉疼痛、食欲不振、全身乏力等症状时，要及时带孩子到医院就诊。

充分休息 孩子发病时应卧床休息，减少体力活动，保持休息环境的空气清新、光线充足、温度和湿度适宜。

密切观察病情变化 密切监测孩子的病情变化，采取相应的护理措施。

孩子扁桃体炎的饮食注意

平时的饮食中注重合理搭配，保证孩子营养摄入均衡，以增强抵抗力。

孩子患了扁桃体炎后，吞咽时往往疼痛难忍，应多吃一些清淡易消化的流质食物，如稀粥、蛋羹、菜汤等，忌吃干燥、辛辣、煎炸等刺激性、易上火的食物。

多吃一些富含维生素的新鲜蔬菜及水果，如青菜、番茄、胡萝卜、梨子等，对扁桃体炎具有很好的辅助治疗功效。

扁桃体炎常伴有发热、出汗的症状，要让孩子多喝温开水，以补充流失的水分；可适当喝一些酸性果汁，如猕猴桃汁、鲜橙汁等，增进孩子食欲。

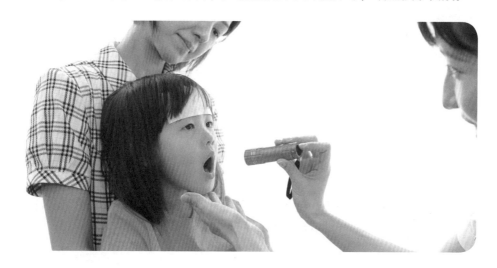

免疫力差容易导致神经衰弱

神经衰弱属于心理疾病，是精神容易兴奋和脑力容易疲乏，常有情绪烦恼和心理、生理症状的神经障碍。此病多发于青壮年，16~40岁之间多发，以脑力劳动者、学生多见。此病多是因生活不规律、过分疲劳得不到充分休息，导致神经系统功能紊乱。部分患者是因感染、中毒、营养不良、内分泌失调、颅脑创伤和躯体疾病的发病造成神经系统受损，还有的是由于生活情感的创伤导致负面情绪增加以及人际关系紧张等。

神经衰弱的症状

衰弱症状	神疲乏力、困倦嗜睡，不能用脑或反应迟钝，注意力不能集中，思考困难，工作效率下降。
兴奋症状	容易兴奋，尤其是在看书报或电视时，会不由自主地回忆和联想增多。
情绪症状	容易烦恼和激惹，1/4的患者还有焦虑、紧张情绪。
紧张性疼痛	常由情绪紧张引起，以紧张性头痛最常见，患者有头重、头涨、头部紧压感，或颈项僵硬等症状，部分患者会出现全身肌肉僵硬酸痛。
睡眠障碍	入睡困难、辗转难眠或睡眠很浅、多梦、易惊醒等。
其他心理生理障碍	如头昏耳鸣、心悸心慌、气短胸闷、腹胀、消化不良、尿频多汗、阳痿、早泄或月经紊乱等。

神经衰弱的预防措施

精神疏导

精神调摄是治疗神经衰弱的重要措施，要耐心收集病史，认真检查、分析病人的病因，根据不同对象，采用不同形式、方法来帮助患者解除思想顾虑、减轻精神负担。通过有意识的艰苦锻炼，加强自我认识，使之情绪稳定、心情舒畅、心胸开阔，对任何事情都要采取想得开、放得下的乐观豁达态度，提高适应现实生活、战胜困难和挫折的能力。

合理安排生活

生活起居有规律，对调节大脑神经有好处。平时要注意合理安排生活、工作和休息，保证充足的睡眠，劳逸结合，以消除紧张和疲劳情绪。

参加运动

适当参加劳动锻炼和体育运动，可以增强体质，促进病情的好转。如每天坚持慢跑、散步、练气功、打太极拳等，数日之后，可使本病明显好转。

笑口常开

保持愉快心境，笑口常开，可使面肌得到运动，肌肉放松，并可消除紧张焦虑情绪，有利于加强血液循环，促进新陈代谢。

饮食调养

平时多吃含锌、铜的食物，如牡蛎、鲱鱼、水生贝壳类。还应多进食瘦肉、动物肝肾、鱼虾、奶类、豆制品以及苹果、核桃、花生、栗子、桑椹、桂圆、葵花籽、玉米等。饮食宜清淡，夜间饮食量不可过多，并忌浓茶、咖啡、烟酒。

冷水淋浴

患者可在每天早晨起床后进行冷水浴。初期先用冷水擦身，逐步过渡到用冷水淋浴，每次半分钟至1分钟。也可进行早泳锻炼，长期坚持能强壮神经系统、增强体质。

神经衰弱的饮食注意

- 选择富含脂类的食物，如动物心肝、猪瘦肉、羊肉、牛肉、蛋黄、核桃、黄油、大豆、玉米、花生、芝麻油等，为身体补充蛋白质和糖分。

- 提高睡眠质量，可选择酸枣仁、柏子仁、桂圆肉、葵花籽、牛奶等中药材和食材。

- 饮食宜清淡，并做到营养均衡，多食富含维生素 C 的食物。

- 营养障碍时也会出现神经衰弱的一些症状，因此要多食对大脑有益的食物，如坚果类、豆类、贝类、鱼类、虾、奶类、蛋类、动物脑等。

- 应减少茶和咖啡的摄入，尤其在睡前要绝对禁止，因为这些食物会影响睡眠质量。

- 忌食辛辣食物，忌油炸食品，忌烟酒。忌吃肥腻、难消化的食物，如烤鸭、香肠、肥肉等。

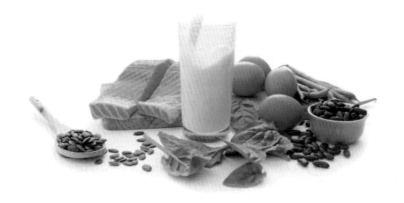

神经衰弱民间秘方

1	核桃仁、黑芝麻、桑叶各30克，捣如泥状，做成丸子，每丸约3克重。每服9克，一日2次。可治神经衰弱、健忘、失眠、多梦、食欲不振。
2	将阿胶10克、钩藤30克、酸枣仁25克水煎内服，每日1剂，日服3次，兑酒饮，具有养肝、宁心、安神等作用。患者服药15~20天后，头昏眼花、虚烦失眠、健忘多梦等症状渐渐缓解。

穴位保健调理神经衰弱

取穴： 神门、内关、心俞、太溪、百会、太冲、行间、三阴交、命门、脾俞。

神门：手腕部位，手腕关节手掌侧，尺侧腕屈肌肌腱的桡侧凹陷处。

内关：在前臂掌侧，当曲泽与大陵的连线上，腕横纹上2寸，掌长肌肌腱与桡侧腕屈肌肌腱之间。

心俞：背部，当第5胸椎棘突下，旁开1.5寸。

脾俞：背部，第11胸椎棘突下，旁开1.5寸。

命门：腰部，当后正中线上，第二腰椎棘突下凹陷处。

太溪：足内侧，内踝后方，当内踝尖与跟腱之间的凹陷处。

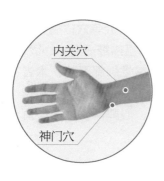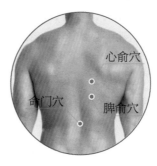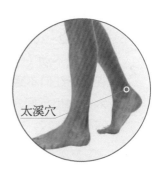

百会：头部，头顶正中心，两耳尖直上连线的中点。

太冲：足背侧，当第1跖骨间隙的后方凹陷处。

行间：足背侧，当第1、2趾间，趾蹼缘的后方赤白肉际处。

三阴交：小腿内侧，当足内踝尖上3寸，胫骨内侧缘后方。

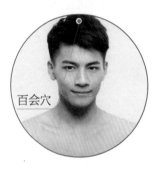 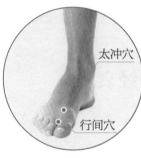 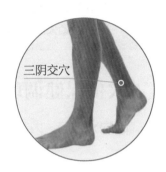

准备工具： 艾条、打火机、热毛巾。

艾灸方法

1	患者取坐位，将神门、心俞、内关、太溪、百会等穴位充分暴露后，用热毛巾擦拭清洁。
2	将艾条燃着一端，对准神门、心俞、内关、太溪、百会等穴位施灸，每次选2~3穴。先反复测度距离，至患者感觉局部温热舒适而不灼烫，即固定不动（一般距皮肤约3厘米）。以患者感觉局部温热，术者视之泛红但不致烫伤皮肤为度，每穴灸治15分钟。肝气郁结者加灸太冲穴和行间穴；肾虚加灸三阴交穴及命门穴；心脾两虚加灸心俞穴和脾俞穴。
3	用热毛巾擦拭灸治穴位。每日1次，10次为1个疗程。

调养好体质，拒绝消化性溃疡

胃及十二指肠溃疡又称为消化性溃疡，是极为常见的疾病。它的局部表现是位于胃及十二指肠壁的局限性圆形或椭圆形的缺损。患者有周期性上腹部疼痛、泛酸、嗳气等症状。本病易反复发作，呈慢性病程。 幽门螺杆菌感染、非类固醇抗炎药、胃酸分泌过多、胃黏膜受损等均是引起溃疡的常见病因。

消化性溃疡的症状

上腹部疼痛

疼痛的性质常为隐痛、灼痛、胀痛、饥饿痛或剧痛，具有慢性（多数患者病程长达几年、十几年甚至更长时间）、周期性（大多数患者反复发作，并且发作期与缓解期交替出现）、节律性（胃溃疡的疼痛部位在剑突下或偏左，常发生于餐后0.5～2.0小时，再经1～2小时的胃排空后缓解；十二指肠溃疡的疼痛部位在剑突下偏右，常于饭后2～4小时发作，持续至下次进食后才缓解，常在夜间痛醒）等特点。

全身症状

消化性溃疡的发作可伴有嗳气、泛酸、流涎、恶心、呕吐等症状。病情严重者会出现消化道出血症状，如黑便或便血、吐血。

消化性溃疡的预防措施

一般预防

精神因素在本病的发病过程中起重要作用，所以平时应注意避免精神刺激，性格宜开朗；不宜过度疲劳，合理安排工作、生活，生活起居有规律；不吸烟或少吸烟；加强体育锻炼，如慢跑、打太极拳等以增强体质，减少本病的发生。

饮食预防

平素饮食宜定时、定量，少吃或不吃对胃有刺激的食物或药物、饮料，如辛辣、油煎食物等，不酗酒，不空腹饮酒，不饮烈性酒。已患本病者更须注意自己的食谱，宜吃软饭、面条、馒头、稀粥类，适量喝牛奶，吃瘦猪肉、菜叶、菜泥等营养丰富、易消化的食物，加速溃疡愈合。

复发预防

本病临床症状缓解、溃疡愈合后应预防其复发。除注意饮食、精神生活外，继续维持治疗一段时间相当重要。如使用西咪替丁等组胺H_2-受体拮抗剂治疗溃疡愈合后，应继续使用较长时间的维持量以防复发。

并发症的预防

中老年人溃疡长期得不到愈合易引起上消化道出血、穿孔、幽门梗阻等严重的并发症，必须积极预防。首先要积极治疗本病，消除影响溃疡愈合的因素，如吸烟、饮食不当、不正规治疗等，尤其要重视溃疡初次治疗是否真正愈合。其次是对并发症要早发现、早诊断、早治疗。如长期大便潜血试验阳性者应注意并发消化道大出血，当然中老年人也有首次发病即表现为上消化道出血者，必须引起足够的重视。对长期患有本病突然出现剧烈腹痛，很快蔓延至脐周，有压痛、反跳痛，伴有恶心、呕吐者，提示可能并发穿孔，应急送医院诊治。患有本病而空腹即出现上腹部饱胀，频频呕吐、嗳气、泛酸者，应考虑并发有幽门梗阻，应急送医院诊疗。

消化性溃疡的饮食注意

√ 宜食具有理气和胃、止痛作用的食物，如馒头、米饭、米粥、鸡蛋羹、牛羊肉、豆制品、莲子、青枣、胡萝卜、扁豆、鲫鱼、墨鱼等。

√ 根除幽门螺杆菌是治疗本病的关键，常用的药材和食材有黄连、甘草、黄柏、西蓝花、番茄、花菜等。

√ 胃酸分泌过多也是导致胃黏膜溃疡的一个重要方面，临床上可抑制胃酸分泌的药材和食材有延胡索、蒲公英、白头翁、青黛、黄连、栀子、陈皮、白及、食用碱等。

√ 消化性溃疡患者应选择吃不会促进胃酸分泌或者能中和胃酸且热量较多的食物，主食宜吃软米饭、燕麦粥、面条以及含碱的面包或馒头。

√ 饮食宜清淡、少吃刺激性食物，晚餐不宜过饱，待食物消化后再睡觉。

× 忌食浓茶、浓咖啡及辛辣、油腻等有刺激性的食物，戒烟忌酒。

× 忌食过硬、粗糙的食物，易反复摩擦胃黏膜，加重溃疡面的损伤，而且不利于消化。

穴位保健调理消化性溃疡

取穴： 肺俞、肝俞、脾俞、胃俞。

肺俞：在背部，当第3胸椎棘突下，旁开1.5寸。

肝俞：在背部，当第9胸椎棘突下，旁开1.5寸。

脾俞：在背部，当第11胸椎棘突下，旁开1.5寸。

胃俞：在背部，当第12胸椎棘突下，旁开1.5寸。

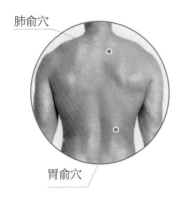

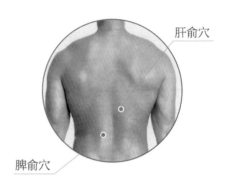

准备工具： 刮痧板、橄榄油、热毛巾。

刮痧方法
1　患者取俯卧位，用热毛巾擦拭清洁肺俞、肝俞、脾俞、胃俞等穴位后，涂抹适量橄榄油。
2　手握刮痧板，以厚边棱角边侧为着力点或厚棱角面侧为着力点，刮痧板与表面皮肤成45°，从肺俞穴刮至胃俞穴，途经肝俞穴和脾俞穴，由上至下，中间不宜停顿，一次刮完，至皮肤发红、皮下紫色痧斑痧痕形成为止。
3　最后用热毛巾擦净穴位上的橄榄油。

女人增强免疫力，月经不失调

月经失调也称月经不调，表现为月经周期或出血量的异常，或是月经前、经期时的腹痛及全身症状。包括痛经、月经提前、月经推迟、经期延长、月经先后不定期、经间期出血。

引起月经不调的原因有：情绪异常，长期的精神压抑、生闷气或遭受重大精神刺激和心理创伤；寒冷刺激，经期受寒冷刺激，会使盆腔内的血管过分收缩；节食过度，机体能量摄入不足；嗜烟酒；等等。

月经不调的症状

痛经

在经期及其前后，出现小腹或腰部疼痛，甚至痛及腰骶。每随月经周期而发，严重者可伴恶心呕吐、冷汗淋漓、手足厥冷，甚至昏厥等现象。

月经提前

平时月经周期正常，突然出现月经周期缩短，短于21天，而且连续出现2个月经周期以上，但月经量正常。

月经推迟

平时月经规律，月经推后7天以上，甚至40~50天一行，并连续出现2个月经周期以上，但月经量正常。

经期延长

月经周期正常，经量正常，但经期延长，经期超过7天，甚至2周才干净。

月经时而提前，时而延迟，周期或短于21天，或长于35天。

 两次规律正常的月经周期中间出现出血。

月经不调的饮食注意

√ 月经不调患者宜选用具有松弛子宫肌肉作用的中药材和食材，如益母草、芹菜、韭菜、香油、花生油、香蕉、瓜子、杏仁、薏米、核桃等。

√ 经量过多可选用具有止痛止血功能的中药材和食材，如艾叶、当归、白芷、川芎、红花、细辛、核桃、黑豆等。

√ 宜食主食及豆类，如小麦、玉米、紫糯米、豆制品等。

√ 宜食肉、蛋、奶类食物，如猪肉、猪皮、牛肉、羊肉、兔肉、鸡肉、鱼类、蛋类等。

√ 宜食富含维生素的蔬菜，如油菜、小白菜、包菜、菠菜、苋菜、芹菜、莲藕、芥菜、胡萝卜、花菜、柿子椒、番茄等。

√ 平时多吃富含维生素、糖分、水分和矿物质的水果，如苹果、梨、香蕉、柑橘、山楂、马蹄、桃子、杏、石榴、柿子、杨梅等。

× 慎食寒凉的食物，如螃蟹、田螺、蚌肉、黄瓜、莴笋、西瓜、冷饮等。

× 慎食辛辣、燥热、油腻的食物，如生姜、酒、辣椒、肥肉、香肠、油条等。

月经不调的生活保健

- 保持精神愉快，避免精神刺激和情绪波动。

- 要注意卫生，预防感染，注意外生殖器的清洁卫生。月经期绝对不能性交。

- 注意保暖，避免寒冷刺激，避免过劳。

- 内裤宜选柔软、棉质、通风透气性能良好的，要勤洗勤换，换洗的内裤要放在阳光下晒干。

- 保持大便通畅。

调理月经不调民间秘方

1	取益母草20克与绿茶1克一同放入杯内，以适量的沸水冲泡，加盖闷5分钟即可。有活血祛瘀、调经利尿的功效，适用于痛经、月经量少以及月经推迟者。
2	取艾叶500克捣碎装入纱布袋中，绞取汁液倒入杯中，加入适量白砂糖搅拌均匀即可，每次服30~50克，每日1次。有益气活血、调经止痛的功效，适用于月经不调、痛经的患者。

月经不调穴位按摩

取穴： 八髎、命门、足三里、血海、阴陵泉、阴包。

八髎：骶椎。又称上髎、次髎、中髎和下髎，左右共8个穴位，分别在第一、二、三、四骶后孔中，合称"八穴"。

命门：在第二腰椎与第三腰椎棘突之间。

足三里：犊鼻穴下3寸，距胫骨外侧约一横指处。

血海：髌骨内缘上2寸，当股四头肌内侧头的隆起处。

阴陵泉：小腿内侧，当胫骨内侧髁后下方凹陷处。

阴包：在大腿内侧，当股骨上髁上4寸，股内肌与缝匠肌之间。

操作方法：

①患者俯卧，医者以双掌相叠按压八髎穴5分钟。操作时按压的力量要由轻而重，使患部有一定压迫感后，持续一段时间，再慢慢放松。

②将掌指关节略屈曲，以手掌背部近小指侧部分紧贴于脊柱两旁肌肉上，连续摆动腕掌部，进行前臂旋转和腕关节屈伸。为了使滚动力集中到手指，在滚动前将手腕稍屈，各指略微伸开，手背平贴脊柱两旁肌肉以助发力。双手拇指点按命门穴，有节律地一按一松，共1分钟，以有酸胀感为佳。这种按压法在操作时一定要注意按压的强度与频率，不可过重、过急，应富有弹性。

③用拇指与食、中指或其他手指相对做对应钳形用力，依次捏住足三里、阴包、血海、阴陵泉，做一收一放的揉捏动作，每个穴位各做5分钟。拿法不同于捏法，力量集中在指尖上，而是指腹和手指的整个掌面着力。使用拿法时，腕要放松灵活，要由轻到重，再由重到轻。速度可快可慢，要有节奏，要连续，不可忽快忽慢、忽轻忽重。

④用手掌在大腿内侧来回摩擦，透热为度，一个来回算1次，以每秒2~4次的频率，摩擦2分钟。注意要擦到皮肤发红，但不要擦破皮肤，建议在操作时多用介质润滑，防止皮肤受损。

⑤最后以气海为圆心，单掌环形以顺时针方向摩腹10分钟。

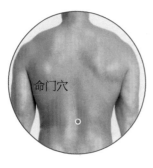
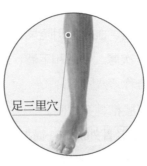
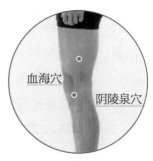